우리들의 삶과 아픔과 사랑 이야기 10

우리들의 삶과 아픔과 사랑 이야기 10

장-다비드 나지오 지음
임말희 옮김

DIX HISTOIRES
de vie, de souffrance et d'amour

NUNHOUSE

우리들의 삶과 아픔과 사랑 이야기 10

Dix histoires de vie, de souffrance et d'amour

초판 1쇄 2024년 6월 26일

지은이 | 장-다비드 나지오
옮긴이 | 임말희

펴낸이 | 임말희
펴낸곳 | 눈하우스

출판등록 | 제353-251002012000122호
주소 | 인천시 남동구 도림로31번길 7, 3층
전화 | 032-433-0893
홈페이지 | https://nunhouse.creatorlink.net / www.nun.or.kr
이메일 | tropisme@naver.com

값 20,000원
ISBN 978-89-94347-67-7 (03180)

파본이나 잘못된 책은 바꿔드립니다.

여기 실린 가슴 뭉클한 열 가지 사연은 환자들의 실제 이야기입니다. 행복한 결말에 제가 도움을 준 사례들로, 2022년 여름부터 2023년 여름까지 프랑스 국영 라디오 France Inter를 통해 청취자들과 나눈 사례들이기도 해요. 이제 그 이야기들을 독자 여러분과 나누며 그때의 감흥을 다시 한 번 느낄 수 있어 기쁩니다. 그런데 이 책은 당신이 손수 열어야 당신에게 말하고 싶을 거예요. 책이란 독자가 열어젖힐 때에만 존재한다는 이 알레고리는, 파리의 샤이오궁 프론톤에 새겨진 폴 발레리의 마술적인 구절들을 떠올리게 하죠. 이 책이 말할 줄 안다면, 발레리의 시구를 이렇게 풀어 말하지 않을까요?

내가 무덤일지 보물일지는

나를 여는 그에게 달렸다오

내가 말을 걸지 입을 다물지는

독자인 바로 당신에게 달렸소

설렘 없이 들어오지 마시라

목차

여러분이 읽을 이 사례들은 제가 과거에 만난 환자들의 이야기예요. 저와 이미 정신분석을 마친 분들인데, 본인의 사례를 공개해도 좋다고 허락하신 분들의 사연이지요. 당사자의 신원과 기밀 보장을 위하여 세세한 부분까지 변형하고 각색한다는 조건 하에서요.

여기에 모아놓은 10가지 이야기는, 비극적이고 감동어린 실화로 해피엔딩으로 마무리된 사례들입니다.

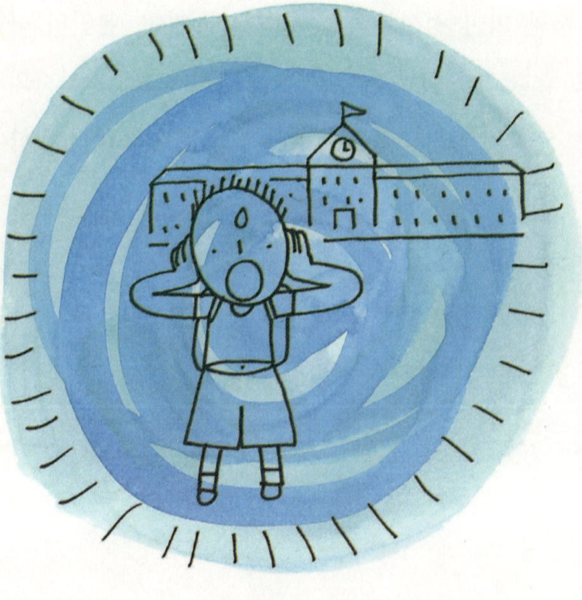

1

마티외와 이네스
두 공포증 이야기

책을 써가면서 저는 여러분에게 끊임없이 말을 겁니다. 페이지마다 마치 불꽃처럼 저의 글을 견인해 가는 독자 여러분에게요. 말하고 싶은 건 너무 많지만, 이 첫 번째 이야기를 통해서는 제가 환자들을 맞이하는 장소와 분석가로서 일하는 방식을 구체적으로 알려드릴까 해요. 마티외라는 한 남자아이의 사례를 들어보죠. 이 아이는 등교할 시간이 되면 공황 상태에 빠져요. 이건 은둔에 들어갈 위험성이 있는 아이들에게 항상 생기는 문제죠. 그 다음은 이네스라는 젊은 여성의 이야기인데, 그녀는 외출해야 할 때나 군중과 섞일 때면 공황 상태가 돼요. 이런 문제도 정상적인 삶을 방해하죠. 어쨌건 저는 여러분에게 다음의 것을 상기시키고 싶어요. 정신분석가인 저에게 가장 중요한 건, 환자가 고통을 덜 뿐만 아니라 자신에게 이렇게 말하게 되는 것이라고. "지나온 삶에 저는 만족해요. 나를 빚어낸 상처와 환희들을 떠나서, 지난 삶이 지금의 나를 만들었으니까요."

우선 제가 일하는 장소를 묘사해 보죠. 이곳은 저와 닮았어요. 나 자신의 연장선이기도 하고 정기적으로 저와 상담하는 분들의 무의식의 정원이기도 하죠. 이곳에서 그들이 편안함을 느끼고 가장 깊은 이야기를 꺼내 놓기를 바라죠. 제 상담실은 널찍하고 툭 트인 환한 방이에요. 크림색 벽이 사방을 두르고 있고, 한 켠에는 트래버틴 벽난로가 있고 푹신푹신한 살구색 카펫이 통으로 깔려 있죠. 노랑주황 빛깔의 이 방에 있으면 여러분도 금세 안온한 분위기를 느끼실 거예요. 세느강 쪽으로 난 통유리 창 아래로는 거대한 책상 하나가 창가를 따라 뻗어 있는데, 햇살이 쏟아지는 그 책상에서 제가 여러분이 지금 읽고 있는 이야기들을 쓰고 있지요. 책상 판 밑에는 어린아이들을 위한, 바퀴 달린 작은 탁자가 하나 들어가 있어요. 내담자 카우치의 위쪽 벽면에는 생동감이 넘치는 브뤼헐의 〈마을 축제 La fete au village〉 모사품이 걸려 있고, 그 반대쪽 벽면에는 노랑과 라일락 색이 조화된 로스코의 카피본이 걸려 있죠. 이렇듯 저는 제가 일하는 장소를 사랑해요. 하지만 어떤 분석가들은 책으로 둘러싸인 중후한 톤의 어두운 방이 갖는 절제미를 선호해요. 남에게 최대한 자신을 오픈하도록 만드는 공간은 사람마다 다를 테지요.

서로 마주보는 두 개의 소파 외에도 카우치가 있는데, 카우치에 대해 한마디하고 싶어요. 그 유용성을 부정할 수 없음에도 카우치가 정신분석의 상징으로 간주되는 건 옳지 않지요. 이런 고정관념은 카우치 없이는 정신분석도 없다는 생각을 낳게 해요. 이건 잘못된 생각이죠. 카우치를 사용하지 않고도 탁월한 정신분석을 행할 수 있거든요. 저는 내담자가 맞은편 소파에 앉아 종결까지 간 경우도 많아요. 심지어는 내담자와 세느 강변을 걸으며 상담한 적도 있어요. 상담실 창가 앞 보도를 철거용 해머가 파헤치는데, 안에선 귀가 멍멍할 정도였으니까요.

상담실을 벗어난 회기들에 관해서는, 마티외라는 12세 소년과 가졌던 놀라운 회기를 결코 잊을 수 없어요. 마티외는 심한 학교 공포로 저와 1년간 상담한 사춘기 소년이에요. 학교 공포증은 주로 8~16세 사이 아동과 청소년들에게 나타나요. 때로는 배가 아프다는 핑계로 등교를 거부하고, 가끔은 학교 정문에서 공황이 생겨 학교에 들어갈 수가 없죠. 학교 공포증을 겪는 수많은 아이들과 상담 후 알게 된 것은, 이 아이들의 상당수가 아버지에겐 방임되고 어머니에게 과잉보호를 받았다는 거였어요. 어머니가 자신의 불안 때문에 자녀를 과잉보호한 거였죠. 의식에서 아이는 학교에 가는 것이 힘들지만, 무의식에선 엄마와 떨어지는 것이 괴로운 거예요. 아이들이 학교 공포를 느끼는 건, 엄마의 치맛자락을 놓는 더 무서운 공포를 안 느끼기 위해서지요.

마티외 이야기로 다시 돌아가 볼까요. 상담을 통해 엄마와의 융합적인 관계는 많이 수그러졌지만 등교 공포가 사라지지 않아 그는 집안에 틀어박혀 있었어요. 진료실 안의 통상적 회기를 넘어선 개입이 필요하다는 생각이 들었어요. 그것도, 공포가 최고조에 달하는 학교 정문 앞에서요. 그래서 마티외의 아버지에게 청했지요. 아들을 차에 태우고 고양이도 태워 아침 8시까지 진료실로 와서 저랑 학교에 같이 가자고. 그날 저는 조수석에 타고 아버지는 운전대를 잡고 마티외는 고양이를 무릎에 안고 뒷좌석에 앉았지요. 중학교 근처, 도착 전 마지막 빨간 신호등에서 마티외는 벌써 겁을 잔뜩 집어먹고 아빠에게 애원했어요. "아빠, 멈춰! 차 멈추라고!" 주차를 하고 나서 우리는 학생들이 모두 학교로 들어갈 때까지, 건너편 바에서 커피를 마시기로 했지요. 학교 철문이 닫히자 우리 셋은 모두 정문 쪽으로 건너갔어요. 여전히 고양이와 함께였지만 이번엔 아버지가 고양이를 안고요. 학교 정문 앞에서, 공포로 얼어붙은 마티외에게 저는 이렇게 말했어요. "숨을 내쉬어! 자, 같이 숨을 내쉬자 배로! 이제 나처럼 해봐! 철창 한 가닥을 잡고 숨을 깊이 들이마셔." 마티외는 제가 하라는 대로 했어요. 그러고는 제 옆에서 기가 살아 철창을 놓지 않고 제게 물었죠. "이제 저 들어가요?" "아니, 오늘은 아냐. 좀 기다렸다가 나중에." 뒤에서 우리의 대화를 듣고 있던 아버지에게 몸을 돌려 제가 권했지요. "바이이씨, 가급적 매주 두 번씩 마티외랑 아침에 우리가 여기서 한 동작을 똑같이 하세요." 그리고 이렇게 덧붙였죠. "마티외가 배짱을 가지고 학교 철문을 넘어서는 그날은 아들이랑 도서관에 가세요. 마티외가 몇 시간 공부하다가 귀가할 수 있도록 도서관 사서와는 이미 얘기가 됐어요. 별일 없다면 며칠 뒤엔 학급에 돌아갈 수 있을 거예요." 결국 부모님은 저의 지시를 따랐고, 아들의 학교 앞 공포를 차차 무너뜨릴 수 있었죠. 마티외가 학교 문을 밀 때마다 마티외 마음 안에서 제가 그의 팔 동작에 활력을 주었다고 확신해요. 여러분께 마티외의 사연을 일일이 다 말할 순 없어요. 하지만 진료실 밖에서 이루어진 그 만남이, 아직도 기억에 남는 그 젊은이가 공포증을 벗는 날을 앞당긴 건 분명해요.

여러분은 정신분석가가 길가에서 시행하는 것을 보고 놀라셨을 거예요. 환자가 고통을 느끼는 곳까지 동반하여 병적인 행동을 수정하도록 가르치는 일은 물론 흔치 않지요. 하지만 분석가는 분석가의 본분을 잊지 않고서 다양한 역할을 할 수 있어야 해요. 어떨 때는 분석가로서 환자를 좀먹는 갈등의 무의식적인 원인을 드러내주고, 어떨 때는 심리치료자로서 환자의 갈등을 완화시키며, 어떨 때는 인생코치로서 환자에게 불안공포를 다루는 법을 알려주기도 하지요. 무슨 행위를 하건 저는 언제나 정신분석가예요. 진료실에 있건, 차 안에 있건, 중학교 정문 앞에 있건, 환자의 무의식을 항상 염두에 두지요. 이것은 무슨 말일까요? 예를 들어서 마티외랑 같이 있을 때 저는 엄마를 놓칠까 봐서 두려운 한 아이를 머릿속에서 봐요. 의식에서 마티외는 등교 공포를 느끼지, 엄마에게서 분리되는 공포를 느끼지 않아요. 의식 중에선 그가 등교 공포를 느끼지만 무의식에선 엄마와 떨어지는 걸 끔찍해한다는 것을 저는 느껴요. 여러분도 아셨겠지만, 정신분석의 진정한 장소는 공간이 아니라 분석가의 머리와 가슴 속이지요.

진료실로 다시 돌아와 볼까요. 여러분이 질문하는 소리가 들리네요. "그렇다면 카우치는 어디에 써요? 어떤 때 쓰나요?" 환자가 몸을 눕히면 그의 관점은 자동으로 바뀌게 돼요. 사물들에 대한 수직적이고 통상적인 시선에서, 몽환적이고 내적인 시선으로 관점이 바뀌죠. 분석가에게 말을 하는 건 큰소리로 자신에게 말하는 것과 같아요. 그래서 카우치에 누우면 말이 감정에 북받치는 수가 많죠. 그런데, 카우치는 어떤 사람에게 적절할까요? 자신에게 질문하거나 어린 시절에 각인된 사건들을 곱씹는 습관이 있는 사람에게 저는 카우치를 권해요. 자신의 성생활에 대해 마주보고 말하기를 꺼려하는 사람에게도 카우치를 권하죠. 또 전투적으로 일하며 자신의 감정과는 단절된 채 살아가는 전문직 여성과 남성에게도 권해요. 카우치는 자신에게로 돌아와 내면의 대화를 나누도록 부추기죠. 구체적으로 말해서, 분석치료를 시작하고 몇 주 후에 저는 환자를 카우치에 눕게 해요. 환자에게도 준비할 시간을 주고 카우치의 사용에 경홀함이 없도록 하기 위해서죠. 카우치 단계로 들어가는 일이 저에게도 환자에게도 엄중한 순간이 되길 바라지요. 저는 환자들에게 항상, 약간은 농담조로, 그거 정말 써볼만 하다고 말해요. 카우치에 처음 누워보는 사람에게는, 저에게 말을 걸기 전에 몇 분간 침묵할 것을 요청해요. 잠들어있던 기억과 이미지와 감정들, 나아가 잊힌 감각들까지 불러올 수 있도록 말이죠. 저 또한 치료자로서 맘껏 상상하며 내담자에게 집중하겠노라고 분명히 말해 두지요. 조금 후 내면을 성찰하는 우리 두 사람의 침묵을 깨뜨리며, 제가 무엇이 떠오르느냐고 환자에게 묻습니다. 이런 식으로 두 사람이 함께 떠나는, 미래가 기대되는 모험이 시작되지요.

이제, 이네스의 사연을 들어볼까요? 이네스는 젊은 여성으로, 외출과 군중에 대한 극심한 공포로 아파트에 틀어박혀 사는 문제 때문에 저를 찾아왔어요. 이네스는 혼자서 외출도 할 수 없었고 마트에도 갈 수 없었어요. 두 사람 사이에 끼이는 게 너무 끔찍해서 계산대 앞에 줄서는 것은 더더욱 할 수 없었죠. 처음 몇 달 간은 그녀의 베스트 프렌드인 남편이나 이웃친구가 상담실까지 동반해 주었어요. 그런데 여러분이 아셔야 할 건, 첫 회기부터 곧장 그녀에게 제가 항우울제를 처방했다는 거예요. 이네스가 우울증 환자여서가 아니라, 불안을 아주 효과적으로 감소시켜 정신분석 작업을 촉진해 주는 항우울제들이 있기 때문이지요.

이네스의 이야기를 이어가기 전에, 먼저 이런 질문들에 답하고 싶어요. **공포증이 뭐죠? 원인은 무엇인가요?** 공포증이란 비정상적인 두려움을 말해요. 거미나 쥐처럼 위험하다고 느껴지는 동물 앞에 무방비로 노출되는 것에 대한 극심하고 불가항력적인 두려움을 말하죠. 또는 사람이 많은 곳에 들어가는 두려움을 말해요. 군중 때문에 빠져나오지 못하거나 불안발작이 일어나도 구조되지 못하리란 두려움이지요. 흔한 또 다른 공포증의 원인은 이른 바 '사회공포증'으로, 대중 앞에서 말하고 수치당하는 것에 대한 두려움이죠. 네 번째 형태의 공포증은 질병이나 감염에 대한 두려움이에요. 알고 보면, 공포증은 상상한 위험에 대한 비정상적인 두려움이죠. 달려드는 짐승에 맞서 나를 지켜줄 누군가가 없다면, 질식하게 하는 군중에게서 건져줄 누군가가 없다면, 내 발언을 지지해줄 누군가가 없다면, 내 건강 상태를 챙겨줄 의사가 없다면, 자신은 멸절되고 말 것이라는 두려움이죠. 알고 보면 동물이나 군중, 대중이나 질병은 핑계일 뿐 본질적인 문제는 그것들이 일깨우는 위험의 감정이에요. 무슨 위험일까요? 소멸될 위험, 나 혼자이고 무방비라서 소멸될 위험인 것이죠. 한마디로 공포증은, 치가 떨리는 어떤 대상이나 상황 앞에 나 홀로 있는 쓰라린 두려움이에요. 공포증의 특징을 덧붙이자면, 사람이 공포를 느끼면 도망치거나 가까운 사람 옆에서 안심하거나(그래서 우리가 마티외를 학교까지 동반했듯이) 집밖에 나오기를 거부하는 것으로(혼자는 외출도 못하고 장보는 건 더더욱 못했던 이네스처럼) 반응해요.

그런데 공포증은 무엇이 원인일까요? 많은 전문가들이 원인을 모른다고 말해요. 그러나 우리 분석가들은 공포증의 기원에 대해 가설을 가지고 있는데, 이는 공포증 환자들과의 임상 경험을 통해 널리 확증된 가설이죠. 실제로 우리는 공포증으로 고생하는 분들이 아동기나 청소년기에 소중한 존재를 갑자기 잃는 트라우마가 있었음을 수도 없이 확인했지요. 제가 '트라우마', '갑자기'라고 표현한 건, 그 상실이 준 충격을 무마하기엔 그 아동이나 청소년이 너무도 연약했기 때문이에요. 비극적으로 엄마를 잃은 젖먹이, 부모의 이혼으로 갈팡질팡하던 아동, 자신의 전부였던 할머니의 죽음 앞에서 무너진 소녀가 생각납니다. 여하튼 저의 요점은, 갑작스런 분리나 난폭한 방임을 겪은 아이는 이런 트라우마가 반복될까봐 평생을 두려워한다는 거예요. 재차 강조하지만, 헤어짐의 쓰라림을 다시 겪는 두려움은 일평생 지속되는 일이 흔해요. 바로 이런 두려움, 또다시 유기되고 다시 트라우마를 입지 않을까 하는 아동의 공포는 성인기에 가서, 안심하게 하는 것에서 떨어져 혼자되는 두려움으로 표출되지요. 한마디로, 오늘날 어른의 공포는 유기된 아동의 지나간 두려움이 재연된 거예요. 그래서 저는 항상 학생들에게 말해요. "공포증 환자와 마주할 때는 기지를 발휘해서, 혹시 아동기나 청소년기에, 가까운 사람의 갑작스런 죽음을 경험한 적이 있는지 물어보세요. 가장 소중했던 사람이 숨지거나 장기간 부재한 적이 있었는지 말이죠." 그 방임이 오늘의 공포증을 낳았다는 것을 많은 사례에서 보게 될 거예요.

이네스의 이야기로 다시 가보죠. 초기 면접에서 저는 이네스가 3개월 된 아기였을 때 중독과 우울에 빠진 엄마에게 유기되었음을 알게 됐어요. 아빠는 아기가 태어나기 전에 고향으로 가버린 상태였죠. 절망에 빠진 아픈 엄마는 아기를 젖엄마에게 맡긴 뒤로 영영 찾아오지 않았죠. 황당한 일이 벌어진 거예요. 1년쯤 지나 생모는 실종신고가 되었고, 결국 젖먹이를 기르고 있던 부부가 아기를 입양하기로 했어요. 여러분도 아시겠지만, 이네스가 유기된 적이 있음을 알게 된 저는 이후 상담은 오늘의 공포증이 얼마나 과거의 유기에서 연유했는지를 그녀에게 알려주는 것이 되겠구나 생각했어요. 아울러, 이건 더 나중의 일이겠지만, 엄마와 자신을 연결시키던 수많은 감각들을 빼앗겼다는 것을 어렴풋이나마 아기가 알았을 때 무엇을 느꼈을지 이네스가 떠올리고 재경험하기를 바랐지요. 저는 속으로 말했어요. 아네스가 그때의 유기를 재경험할 수만 있다면 그것을 상대화시킬 수 있을 거라고, 비극적인 일이었지만 그 유기가 자신의 삶의 전부가 아닌 일부임을 깨달을 수 있을 거라고.

이네스를 어떻게 치료했냐고요? 항우울제 처방과 이네스에게 다시 경험시키리라 다짐한 그 유기 경험 외에도, 중학생 마티외와 한 것을 또 했지요. 저는 그녀가 외출하는 데 점점 익숙해져 불안이 견딜 만하게 되길 바랐어요. 그래서 이네스, 그녀의 남편 그리고 저, 이렇게 세 사람은 의기투합하여 너무 무서운 저 바깥세상에 나가는 점진적인 프로그램을 만들었죠. 우리가 결정한 첫 번째 단계는, 우선 이녜스가 개를 데리고 나와 남편과 아파트 정원을 거니는 거였어요. 그 다음엔 똑같이 산책을 하되, 이번엔 개만 데리고 남편은 발코니에서 시선으로만 그녀를 동반하기로 했지요. 가능한 한 속히 개만 데리고 누군가의 시선 없이도 홀로 산책할 수 있도록 말이지요. 이런 프로그램을 하다보면 이녜스가 아파트 경내를 나와 남편과 함께 주택가를 돌고, 불안이 줄어들면 개만 데리고 골목 끝의 빵집까지 다녀올 수 있으리라 기대했지요. 이후 다른 단계들도 있었지만 여기서 줄이고, 치유에 결정적이었던 한 회기에 대해서 저는 말하고 싶어요.

그 방임의 고통이 다시 경험된 회기였는데, 끝 무렵 우리는 그녀의 강렬한 공포가 누그러지는 것을 보았지요. 무슨 일이 생겼냐고요? 이녜스는 무너져 내렸어요. 집주인으로부터 아파트를 비워달라는 등기우편을 이제 막 받았다면서... 그녀에게는 은신처인 그 아파트를 말이죠. 이녜스의 말을 듣자니 아파트를 잃는 것은 그녀에게, 누에가 자신의 일부인 고치를 잃어버리는 일인 것만 같아 안쓰러웠어요. 그 순간 저는 치료자의 역할에 명징하게 깨어있으면서 동시에 풀죽은 그 3개월짜리 아기가 돼 있었어요. 그때 저는 이녜스에게 매우 조심스럽게 말했어요. 그녀에게 아파트를 떠나는 것이 의미하는 그 강탈이 나에게는, 젖엄마 품에서 기진맥진할 때까지 울부짖던 어린 이녜스를 생각나게 한다고. 이 말에 이녜스는 뒤집어졌지요. 떠오른 그 유기 장면에 대한 저의 묘사가, 유기된 그 아기의 감정을 그녀 안에 일깨우는 것 같았어요. 이런 공유된 일깨움은 저에게도 잊지 못할 경험이에요. 이녜스에 대한 분석, 곧 우리의 분석 작업은 두 단계로 나뉘는데, 유기 경험에 대한 공동의 일깨움 그 전과 후로 나뉘지요. 앞서 말했듯이 그 회기가 끝나면서 이녜스의 공포불안은 몰라보게 줄었어요. 더 이상 남편이 상담실까지 동반할 필요가 없었고, 바깥에 대한 공포는 사라지고 군중에 대한 두려움만 살짝 남아 있었지요. 우리 둘이 함께 그 해묵은 감정이 다시 떠오르도록 만든 그 창조의 순간 이후, 얼마 안 지나서 우리는 분석을 종결했어요.

오늘 저는 이녜스가 TV 드라마 작가로 일한다는 걸 알았어요. 치료의 마지막 해에는, 그녀가 뛰어난 솜씨로 쓴 일기장을 상담실로 가져와 저에게 읽어주던 기억이 나요. 가끔은 제가 그 일기들을 큰소리로 읽겠다고 요구하기도 했지요. 글쓰기에 대한 이녜스의 열정을 이야기하다 보니, 그녀가 유기의 고통을 글쓰기의 필요로 변형시켰다는 생각을 하지 않을 수가 없군요.

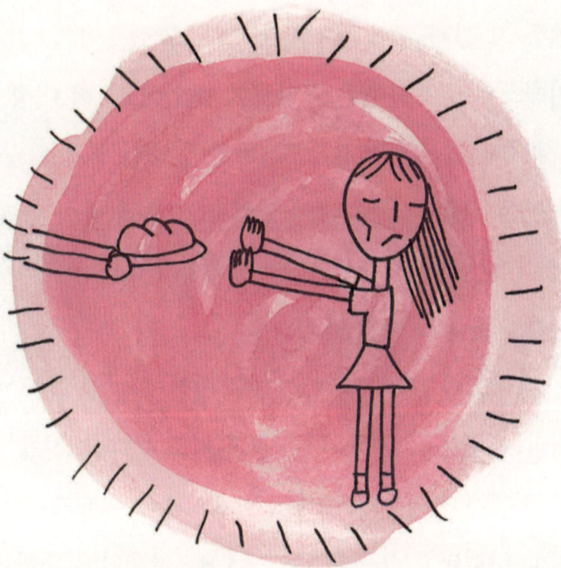

2

앙젤
거식증에 걸린 소녀

거식증에 걸린 그 소녀, 놀라운 이 금욕주의자는 마치 이렇게 기도하는 것만 같다.

"하나님 아버지, 저를 이 몸에서 구원하시고 성령처럼 가볍게 하소서."

이번에는 심각한 병인, 정신적 거식증에 대해 말해 볼까 해요. 벌써 오래전 이야기인데, 앙젤이라는 거식증에 걸린 소녀를 만난 적이 있어요. 이제부터 어떻게 제가 이 소녀를 치료했는지 여러분께 말씀드릴게요.

거식증은 어떤 것일까요? '거식'이란 단어는 제거를 뜻하는 '거'와

식욕을 뜻하는 '식'이 조합된 합성어예요. 문자적으로 '거식증'은 식욕부진을 뜻하죠. 하지만 '거식증'은 이 질병에 대한 적절한 단어가 아니에요. 실지 거식증 환자들은 식욕을 잃지 않기 때문이죠. 이들에게는 식욕이 문제가 아니지요. 거식증 환자들의 문제는 살찌는 것에 대한 불안증, 날씬해지는 것에 대한 강박과 항구적인 관심, 그러다가 때론 영양실조로 죽는 거예요. 따라서 거식증 환자의 고난은, 살찌는 것에 대한 불안과 마르려는 강박으로 요약되는데, 바로 이 두 가지 고통이 소녀를 자기 파괴로 치닫게 하지요.

거식증은 주로 여자 청소년과 젊은 여성들에게 나타나는데, 드물게 남자아이들도 걸려요. 유념하실 것은, 거식증에 걸린 소녀들은 기발한 재치와 명석함과 굉장한 활동성을 보이는 경우가 많다는 거예요. 가냘픈 몸인데 에너지가 엄청나죠. 대개 이런 정신질환은 소녀가 감당하기엔 버거운 그랑제꼴grandes ecoles 입시, 국외 체류, 실연, 가까운 사람의 갑작스런 죽음, 부모의 요란한 이혼 등과 같이, 그렇지 않아도 취약한 상태의 소녀를 뒤흔드는 정서적 충격들 앞에서 생겨나죠. 딸의 뚱뚱함을 걱정하여 끊임없이 딸의 체중과다를 지적하는 엄마의 압력을 못 이겨 다이어트를 시작한 딸이 거식증에 걸리기도 해요. 미래의 거식증 환자가, 다이어트를 시작해 몸무게에만 몰두한 나머지 더 이상 살 빼기를 멈추지 못하는 거죠.

구체적으로, 거식증은 다음의 네 가지 증상이 주된 특징이에요. **취식 금지, 끊임없는 체중감량, 일시적 생리 중지**, 그리고 결국에는 병의 심각성을 보여주는 **신경성 폭식증**. 이 네 가지 증상을 하나씩 보면 가장 결정적인 것은 취식 금지인데, 이러다가 병적으로 마르게 되죠. 앞서 말했듯이, 거식증 소녀는 식욕을 잃어버린 것이 아니에요. 자주 배가 고프고 언제든 먹고 싶은 유혹에 넘어갈 수 있지요. 살찌는 것에 대한 공포는 가혹한 식단을 따르게 하고, 식사를 거르고 최대한 안 먹기 위하여 온갖 전략을 짜내고, 완하제와 이뇨제를 과다 복용하며, 과잉 스포츠 활동으로 칼로리를 태우고 몸을 혹사시키게 만들지요. 몸을 굴종시키려고 자기 몸을 비정하게 대하죠. 날씬해지려는 투쟁 가운데 그녀는 또 다른 끔찍한 무기를 쓰는데, 그것은 토하게 만드는 거예요. 폭식증 때문이든 가족과의 단란한 식사 이후든, 그녀의 머릿속에는 한 가지 생각밖에 없어요. 먹어치운 것을 다시 게우는 것! 패스트푸드점에서 햄버거와 감자튀김을 배터지게 먹는 걸 너무 좋아했던 그 소녀가 바로 생각나요. 그녀는 매번 실컷 먹고 나면, 자신에게 부과한 혹독한 다이어트와는 동떨어진 그 먹자판을 견딜 수가 없어요. 그래서 결코 빼놓을 수 없는 최애의 초콜릿 케이크를 디저트로 먹고 나면, 적당히 핑계를 대고 자리를 떠서 은밀히 화장실로 향하죠. 변기 앞에 무릎을 꿇고 머리를 숙이고는, 손가락을 목구멍에 넣어 해방감을 주는 공복을 느낄 때까지 식사를 게워내지요. 구강성과 항문성이 뒤섞인 이런 행동을 대할 때마다 거식증 소녀의 환상 속에서는 입과 항문이 하나의 동일한 신체 구멍이라는 생각이 들어요. 소녀는 항문이 아니라 입으로 배설하는 것이죠. 그래서 거식증 환자들에게 저는 먹는 방식과 게우는 방식을 둘 다 물어봐요.

두 번째 증상은 끊임없는 체중감량인데, 이것이 거식증의 가장 두드러진 신호죠. 거리에서 깡마른 젊은 여성을 보면, 분명히 저 사람은 거식증이란 생각이 들어요. 가끔은 몸이 살 수가 없을 만큼 말라 급히 입원해야 할 때도 있지요.

세 번째 증상인 일시적 생리 중지는 영양실조의 결과예요. 시상하부, 뇌하수체, 난소 간의 신경내분비 회로 교란으로 배란이 안 되고 무월경 상태가 된 것이죠. 하지만 월경 중지는 정신분석적 관점에서도 설명될 수 있어요. 무월경은 거식증 소녀가 환상 속에서 떠올리는, 엄마의 혐오스러운 몸에 대한 무의식적 거부에서 온 것이죠. 그녀의 환상 속에서 엄마의 몸은 흉측스럽고, 남자에 종속돼 있고, 임신으로 지쳐빠진 물컹한 몸이죠. 앙젤의 사례에서 곧 보겠지만, 거식증 소녀들의 고통은, 순종적인 여자가 되거나 짓눌린 엄마가 되는 것이 환상 안에서 불러일으키는, 공포에서 생겨요. 여성이 되고 엄마가 되는 것에 대한 두려움이 생리적인 배란보다 강력하다는 것을 아시겠죠? 두려움이 자연법칙보다 더 세다는 것을요. 거식증 소녀의 병적인 무의식이 가임성보다 더 우세한 듯이 말이죠, 이것은 몸에 대한 무의식의 억제력, 나아가 운명에 대한 억지력을 웅변적으로 말해주지요. 하지만 주의할 것! 모성적인 몸에 대한 혐오에도 불구하고, 이런 장애물을 뛰어넘어 어머니 신체를 받아들이고 행복한 출산에 이르는 여성들도 많아요.

네 번째 증상인 폭식증은 강박적인 대량 흡입 후 이어지는 구토로 나타난다는 점을 기억합시다. 앞서 말했듯 이것은 병이 악화됐다는 신호예요. 우리는 두 종류의 거식증 환자를 봐요. 스스로 부과한 엄격한 식단을 깨지 않으려고 매일 씨름하는 사람들이 있는가 하면, 광적으로 취식한 뒤 해방과 정화를 가져다주는 구토로, 다이어트를 주기적으로 깨는 환자들이 있죠.

이제 거식증의 치료에 대해, 그리고 앙젤과의 작업에 대해 말하려고 해요. 그 전에 왜 거식증을 '정신적인' 것으로 보는지 명확히

할 필요가 있어요. 거식증은 정신적인 문제예요. 이 질환은 세 가지 심리적 역기능을 포함하기 때문이에요. 우선은 살찌는 것에 대한 두려움이라는, **감정의** 역기능이 있어요. 또한 끝없이 몸매를 다듬으려는 침습적인 강박인 **사고의** 역기능이 있죠. 또 이중의 **신체 지각**이라는 지각의 역기능이 있어요. 거울 속 신체 이미지를 왜곡해서 보고, 위가 꽉 찼거나 텅 비었다는 극단적인 감각을 지니고 있죠. 한마디로, 거식증 환자의 병적인 인격은 살찌는 두려움, 마르려는 강박, 잘못된 신체 이미지가 그 특징이에요.

이제, 앙젤이라는 소녀를 소개하고 어떻게 제가 거식증을 다루는지 보여드릴 차례군요. 앙젤은 명문 공대에 다니는 21세의 명석한 아가씨로, 지난번 입원 끝에 부모님과 저를 찾아왔어요. 당일 그녀는 170센티에 몸무게가 43kg이었어요. 해골같이 말랐는데도 자신이 뚱뚱하다는 절대적 확신을 갖고 있었죠. 즉시 저는 그녀가 가장 심하고 다루기 힘든 거식증에 걸렸다는 것을 알았어요. 사실 거식증은 두 가지 유형으로 구분할 수 있는데, 하나는 명백히 신경증적인 거식증으로, 인격에 심각한 변형이 없어요. 또 하나는 명백히 정신증적인 것으로, 지나치게 저체중인데도 자신을 비대하다고 보거나 느끼는 망상이 있죠.

상담하다가 한번은 통통한 것이 너무 싫다고 앙젤이 운 적이 있는데, 그때 그녀는 생명유지의 한계선인 39kg에 막 도달하던 참이었어요. 잘못된 자기 확신을 앙젤이 스스로 의심하도록 저는 앙젤에게 소파에서 일어나 진료실 입구 벽에 걸린 커다란 거울 앞에 가보자고 했어요. 벌써 몇 년이 지났는데도 그 장면이 생생히 기억나요. 우리는 거울 앞에 나란히 섰어요. 거울에 비친 두 사람을 보며 그녀에게 제가 묻지요. "앙젤, 어디가 뚱뚱하다는 거예요?" 즉시 그녀는 두 손가락으로 깡마른 허벅지 근육을 꼬집어 보이며, 저를 돌아보고 말해요. "보이시죠, 박사님? 이런 거 다 없애고 싶어요!" 저는 놀라서 그녀에게 말해요. "하지만 이건 근육인데!" "아유, 지방이죠. 아무리 해도 안 없어지는 비곗덩이요!" 그녀는 펄펄 뜁니다. 많은 거식증 환자들을 만나봤지만, 이토록 단호한 앙젤 앞에서 저는 속엣말을 했지요. 홀쭉한 자기 몸의 현실을 어떻게 이처럼 맹목적으로 부정할 수가 있지? 몸에 대한 환각적인 지각이라는 게 바로 이런 것이지... 라고 생각했죠. 지방이 없는 곳에서 지방을 보니까요! 그녀의 말을 반박하지 않고 저는 이렇게 제안했어요. "알았어요, 앙젤. 이해해요! 3주 후에 다시 여기 거울 앞으로 와서 그 비곗덩이가 녹았는지 함께 보자고." 이 거울 장면을 제시한 건, 거식증 환자의 신체에 대한 환각적 지각을 제가 어떻게 다루는지 여러분도 느껴보시길 바라서예요. 저는 환자와 대화를 하거나 '비대한' 자기 몸에 대해 투덜거리는 것을 듣고 있기 보다는, 몸에 대한 지각이 잘못돼 있음을 보여주고 함께 그것을 교정하기를 더 선호하죠.

이제, 앙젤과 가졌던 각별한 회기를 여러분께 보여드리려고 해요. 여기서 여러분은 그녀의 또 다른 정신적 역기능을 제가 교정하는 모습을 보실 거예요. 앞서 생리 중지와 관련하여 말한 바 있는, 여성성과 모성에 대한 거부라는 정신적 역기능을 말이죠. 앙젤은 혹독한 강박에 사로잡혀 있지요. 살 빼기, 살 빼기, 살 빼기. 여성다운 볼륨감 없이 완전히 납작해지도록! 어느 날은 그녀에게 자신이 바라는 몸을 그려보라고 해야겠다는 생각이 들었어요. 그래서 낮은 걸상으로 쓰곤 하는 발받침을 빼서 그 위에다 백지와 크레용을 놓고, 앙젤에게 이상적인 몸의 옆모습으로 그려보라고 했지요. 저는 그녀가 머리 아래로 두 줄 평행선만 그어놓은 걸 보고 놀랐어요. 허벅지도 가슴도 엉덩이도, 어떤 곡선도 찾아볼 수 없네! 제가 그랬더니 그녀가 답했지요, "네. 맞아요. 하지만 이렇게 되고 싶은 걸요!" "근데 이건 남자애 몸인데!" 제가 대꾸하니 앙젤이 받아칩니다. "그래요. 남자애 몸에 가깝죠!" 제가 물고 늘어집니다. "이런 남자애가 되게요?" "모르겠어요. 하긴 저는 아빠가 갖길 원했지만 가져보지 못한 그 남자애가 되길 항상 꿈꿨어요.

맞아요. 때론 제가 아빠의 아들이란 느낌이 들어요. 더군다나 아빠가 서재에서 일할 때, 서류 분류를 도와주러 가는 사람은 저 말고 없었어요. 그 시절에 일요일이면 자전거를 타러 나갔죠. 단둘이서요. 우리는 함께 있는 것이 너무 좋았어요." 앙젤의 이 말을 듣고, 저는 이 거식증 소녀와 작업하면서 그간 세워온 가설들이 적확하다는 것을 느꼈어요. 아버지와 한편이 되어 여성성과 모성을 거부하고, 아버지와 편먹은 아들이 되고 싶은 욕망이 공존한다는 저의 가설이 확인되었죠. 앙젤에게는 "난 엄마처럼 되기 싫어."가 "아버지가 갖고 싶어 하는 그 남자아이가 되길 갈망해."가 중첩돼 있었지요. 앙젤에게 그리라고 요청한 그 그림에 대해 한마디 더 하자면요. 짐작하시겠지만, 저의 관심은 그림 자체가 아니라 단지 우리 둘 사이에 간단한 장치를 해두려는 거였어요. 치료 과정에서 이 그림을 수차례 다시 꺼내 그녀가 자기 신체에 대해 갖는 이미지의 진화 과정을 함께 체크했지요. 무엇보다 저는 첫 그림에는 없던 여성적인 곡선이 이후 그림들에는 나타나는지 유심히 살폈어요.

제가 치료해야 했던 앙젤의 또 다른 증상은, 강박적으로 먹은 후 토해내는 폭식증이었어요. 구토는 건강에 해로운 신진대사 실조 및 생리학적 결함을 야기하니까요. 구토를 하면 방금 섭취한 음식

뿐 아니라 소화관에 있는 자양분이 풍부한 체액들도 토해요. 한편 거식증 환자는 구토를 참된 해방으로 경험하기에 그 행위에 중독된다는 것을 알아야 해요. 토한 후 환자는 내적인 가뿐함과 자기 육체를 이겼다는 기쁨에 들뜨죠. "토한 것은 맞지만 난 완승했어. 실컷 먹고도 살은 안 쪘다고!" 구토에 대한 중독과 관련해 솔직히 저는 분석가로서, 환자가 구토의 필요를 활용하도록 돕는 역할을 마다하지 않아요. 실제로 환자가 일주일에 세 번 토해냈다고 고백하면 저는 단번에 멈추라고 하지 않아요. 다만 자제하여 일주일에 한 번만 그러라고 요구하죠. 구토 습관을 떼도록 제가 제안한 과정을 앙젤이 너무나 쉽게 받아들였던 건 지금 생각해봐도 참 신기해요. 매번 저는 한계를 두었지만, 둘 사이의 약속을 앙젤이 못 지키게 되어도 항상 제가 이해한다는 것도 분명히 해두었었죠.

거식증 환자의 정신적 역기능 중 꼭 치료해야 하는 마지막 증상은, 무한정 마르려고 하는 강박이에요. 저에게 중요한 건 날씬해지려는 강박의 내용이 아니라, 말라야만 한다는 생각이 환자의 머릿속을 사로잡고 괴롭히는 강박 그 자체지요. 한데 이런 환자들의 강박 아래서 들끓고 있는 것은 공격성이라는 것을 자주 확인할 수 있었어요. 따라서 앙젤처럼 거식증에 걸린 청년의 강박을 치료하기 위해서는 그의 공격성을 다루어야 해요. 공격성을 줄이면 몸무게에 대한 그의 강박적인 생각도 자동으로 줄어들죠. 그런데 공격성을 어떻게 감소시키죠? 달리 말해, 어떻게 거식증 소녀는 자신의 공격적인 충동을 완화해 강박을 줄일 수 있을까요? 공격성은 취식을 금하는 자신에 대한 분노, 몸무게에 대한 끊임없는 통제, 자신의 신체적 한계를 넘어서려는 노력으로 표현돼요. 자신에게 금지하고, 통제하고, 몸을 극한으로 몰아붙이는 건 스스로에 대한 공격성의 표현이죠. 그렇다면 거식증 환자의 자기공격성은 어떻게 승화시킬 수 있을까요? 두 가지 방법이 있어요. 호기심과 창조적 욕망을 일깨우는 것이죠. 환자에게 호기심과 창조성을 갖게 하면 공격성이 줄어, 강박적인 생각으로 난리 치는 걸 멈추게 할 수 있어요.

거식증 환자의 진료와 관련하여 한마디 덧붙이면, 주저 없이 저는 항우울제를 처방해요. 우울증을 치료하기 위해서가 아니라 강박적 사고를 관장하는 부분을 완화시키기 위해서죠. 항우울제는 환자가 덜 경직되고 덜 완벽주의자가 되고 덜 강박적이게 하는 데 유용해요. 정신분석가가 의사가 아니라면 정신과의사와 협진하시길 권유해요.

마지막으로 언급하고 싶은 건 환자의 몸무게 변화를 대하는 치료자의 자세예요. 저는 이런 원칙에서 출발해요. 나도 그녀가 살찌기를 바라는 사람들의 하나라고 생각한다면 환자는 나를 거부할 것이다. 그래서 정반대로 저는, 환자의 몸무게가 살짝 늘면 일정한 한계(예를 들어 앙젤에게는 46kg)는 넘지 말라고 요구해요. 이렇게 저는 그녀 편이 되었고 그녀도 저를 믿게 되었죠. 딸이 살찌기를 바라며 안달하는 엄마로 환자가 분석가를 경험해선 안 돼요. 저는 그녀의 고통스러운 강박들을 돌보기 위해 제가 있다는 것과, 머릿속이 온통 음식과 칼로리와 살을 안 찌려고 두드리는 계산들로 꽉 차지 않도록 돕기 위해, 제가 있다는 것을 앙젤이 알기를 바랐어요.

3년간 진행된 앙젤과의 치료는 이렇게 마무리 됐어요. 우리가 헤어질 즈음, 앙젤의 신체와 심리 상태는 눈에 띄게 좋아져 있었어요. 날씬함에 대한 그녀의 근심은 계속되었지만요. 몇 년 뒤에 우연히 마주친 앙젤의 어머니를 통해, 현재는 어떤 대기업의 항공 분야에서 그녀가 전산팀장으로 매진하고 있다는 것을 알게 됐어요.

질문 하나를 던지면서, 이 사례를 마치고 싶군요. 왜 그토록 우리는 거식증 환자의 고통을 이해하려고 할까요? 우리가 대략 평온하게 자신의 몸으로 살아내는 것들을, 거식증 환자는 비극적으로 살아낸다고 느끼기 때문이 아닐까요. 우리도 거식증 환자처럼 우리의 몸을 이중적으로 지각해요. 우리가 우리의 몸을 보고 또 그것을 느끼죠. 거울 속에서 우리 몸의 형상을 보고 우리의 감각들을 느끼지요. 물론 우리는 앙젤이 가냘프고 가벼운 자기 몸을 비대하고 무겁게 느끼는 것처럼, 우리의 몸을 환각하는 건 아니에요. 안 그렇죠. 환각하지는 않지만 우리는 우리 몸의 형상과 감각을 변형시켜요. 우리는 결코 우리의 몸을 있는 그대로 보거나 느끼지 못해요. 왜 이런 왜곡이 일어날까요? 우리가 우리의 몸을 좋아하거나 싫어하기 때문이에요. 또 우리가 아이였을 때 몸이 진동하듯 우리의 몸이 진동하기 때문이죠. 또 우리의 몸이 우리를 사랑했던 사람들의 모든 어루만짐과 우리를 거절한 사람들이 가했던 그 모든 고통을 기억하기 때문이에요. 우리의 감성들과 우리의 역사와 우리에게 중요했던 모든 이들이, 우리가 몸을 있는 그대로 지각하는 것을 방해하죠. 한마디로, 이건 저의 결론이기도 한데, 거식증 환자가 자신의 몸을 환각한다면, 우리는 몸을 사랑할 때는 그것을 아름답게 보고, 몸을 미워할 때는 그것을 추하게 봐요.

앙젤과 치료를 끝낸 뒤로 20년이 흘렀습니다. 마지막 회기에서 그녀는, 기회가 되면 언젠가 그녀의 사례를 소개해도 좋다고, 제게 허락을 해주었어요. 그런데 일주일 전에, 한 친구와 카페 테라스에서 점심을 먹는데, 아주 우아한 여성 한 분이 저희 테이블에 멈춰서더니 아주 쾌활한 모습으로 제게 물었어요. "나지오 박사님이시죠?" 제가 그렇다고 하자, 그녀는 곧바로 자신을 소개했어요. "저 알아보시겠어요? 저 앙젤이에요. 지난 주일 프랑스 엥테르에서 거식증에 대해 방송하시는 거 들었어요. 참 좋았어요! 너무 젊고 아팠던 저의 모습이 떠올라 눈물이 다 났죠. 운명처럼 오늘 박사님을 만나서 '감사해요. 박사님! 나 자신을 받아들일 수 있도록 박사님이 가르쳐주셨어요. 삶에서 가장 중요한 만남은 자신과의 만남이라는 걸 알게 됐죠.' 라고 말씀드릴 기회가 생겼네요." 저는 그녀에게 미소를 지었고, 그녀는 뒤돌아서 재빠르게 길을 건너갔어요.

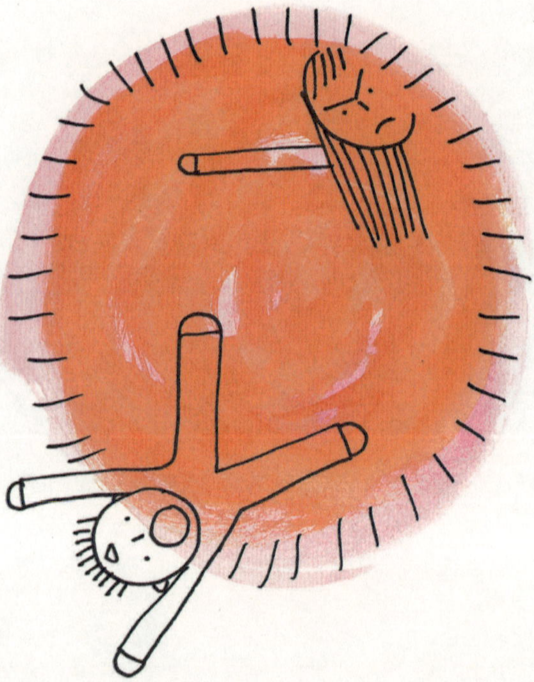

3

너무 끔찍해!
나는 내 아이를 죽이고 싶은 엄마야.

페이지를 넘길수록 여러분은 정신분석가가 지식뿐만 아니라, 무엇보다 감정들에 대한 민감성을 가지고 일하는가를 느끼실 거예요. 얼마나 분석가가 환자의 무의식을 민감하게 수신하면서 작업하는지를 말이죠. 저에게 정신분석가로 산다는 것은, 곧 힘을 행사한다는 것이에요. 느끼는 그 힘을 사용한다는 뜻이죠. 내 안에서 박동하는 생명을 느끼듯, 환자 안에서 부르르 떠는 깊은 파동들을 저는 느껴요.

이 기막힌 사례를 통하여, 저는 여러분과 죄책감에 대해 나누고 싶어요. 뮈리엘은 제가 아주 오래 전에 만났던 내담자로 저에게 많은 걸 가르쳐 주었어요. 그녀와의 작업을 통해, 누구를 죽이거나 자살할 위험이 있는 어려운 환자를 만날 때 분석가로서 저의 직감을 신뢰할 수 있게 되었죠.

뮈리엘은 가브리엘이라는, 아주 잘생긴 두 살배기 아들을 둔 젊은 엄마예요. 그녀는 일 년 전부터 삶을 헤집어놓고 정신과에 몇 주 입원까지 하게 만든 끔찍한 고통 때문에 저를 보러 왔어요. 그녀는 단숨에 제게 고백했어요. 아들과 단둘이 있을 때면 살인적 광기가 머리끝까지 치밀어 오른다고. 예를 들어, 저녁에 가브리엘을 데리러 유아원에 가려고 사무실을 뜨기가 무섭게 그녀는, 집에서 아빠를 기다리며 아이와 단둘이만 있는 그 치명적인 시간이 두려워져요. 그녀는 가브리엘이 장난감자동차들을 가지고 놀자고 할 거라는 것도, 거실 통유리창 앞의 카펫에서 둘이 마주앉을 거라는 것도 알아요. 일단 집에 들어오면, 그녀는 가브리엘과 노는 중에 비정상적이 되어, 자신과 멀어지고 아들과 눈 맞춤도 피해요. 그러다 갑자기 아들에게 덮쳐 그를 움켜잡고 거칠게 베란다로 데려가서 난간에 들어 올린 다음, 공중에서 아들을 놔버리는 상상을 해요. 이런 살인을 저지를 수도 있다는 생각에, 소스라친 그녀는 금세 자신을 혐오스러운 괴물로 느껴요. 남편의 귀가만이 그녀를 진정시킬 수 있죠.

이 슬픈 시나리오를 듣고도 저는 걱정이 안 됐어요. 뮈리엘이 아들에게 위험하지 않다는 것. 그녀가 소위 충동공포를 겪고 있다는 것을 금방 알 수 있었죠. '공포'는 두려움을 갖는다는 뜻이고 '충동'은 억제할 수 없는 행동 욕구를 뜻해요. 따라서 충동공포는 후회스럽고 말도 안 되는 위험한 행동을 억제하지 못할 것만 같은 두려움이에요. 남을 해치는 충동에 빠질까 봐 환자는 두렵지요. 실지 자기 몸은 어떤 충동에도 끌리지 않는데 말이죠. 문제는 그의 몸이 아니라 머리예요. 무슨 짓도 할 수 있다는 생각에 사로잡혀 있는 그의 머리죠. 본인은 짐승 같지도 사납지도 않은데, 자신을 짐승같이 사납다고 느끼고, 이런 생각에 지쳐 나가떨어지죠. 뮈리엘 같은 환자들과 작업할 때 생기는 어려움은, 이들이 범죄 의사를 고백해 올 때 우리 안에 촉발되는 불편함이에요. 누군가가 자기 아이를 죽일까 봐 무섭다고 말한다면 우리는 즉각 최악을 경계하며 그런 비극을 피하기 위해 모든 조치들을 취하게 됩니다. 그래서 뮈리엘도, 저를 만나기 전, 입원하여 이런 행동을 억제하는 극히 센 약물 치료를 받았던 거죠. 이런 치료는 정신병적이고 아이에게 위험하다고 진단된 엄마를 진압하기 위하여 병원에서 처방한 거였어요.

첫 면접 끝 무렵에 제가 한 말을 듣고 뮈리엘이 깜짝 놀랐던 그 첫 회기가 아직도 기억에 생생해요. "뮈리엘, 당신은 절대 아들을 해치지 않아요. 당신은 모기 한 마리도 죽일 수 없어요!" 이렇게 말하자 그녀는 불안해하며 응답했지요. "정말요? 만약에 박사님이 틀려서 제가 개를 죽이면요?" 저는 다시 힘주어 말했어요. "당신은 자신이 위험하다고 생각해요. 그런 생각에 고통스러워하고, 자신이 위험하다는 걸 제게 설득하려고 들죠. 하지만 아니에요. 저는 당신이 위험하지 않다고 확신해요. 반복해서 말합니다. 당신은 살인적이지도 위험하지도 않아요. 당신은 난폭한 사람이 아니에요. 당신은 행동이 아픈 게 아니라 생각이 아픈 거예요. 게다가 이건 아주 오래되었죠. 당신의 문제는 당신의 생각이고 상상력이지, 당신의 행위가 절대 아니라고요."

이후 이어진 만남에서, 그녀의 충동공포는 심각한 질환이나 정신증의 표현이 아닌 신경증의 표현임을 확인할 수 있었어요. 정신증에서는 환자의 존재가 깨져 있지만, 신경증에서는 환자의 존재가 비틀려 있긴 해도 온전히 남아 있지요. 뮈리엘의 충동공포는 그러니까 신경증, 강박 신경증의 표현이었어요. 여기서 잠시 오해를 풀어야 할 것 같군요. '충동공포'라는 표현은 뮈리엘이 공포증, 불안 발작이 특징인 신경증을 앓고 있다고 믿게 할 여지가 있죠. 뮈리엘이 미친 짓을 할 거란 생각에 불안해하는 것은 맞지만, 여기서 중요한 건 불안공포가 아니라 행위를 저지른다는 생각, 행위를 저지를 것만 같은 강박적인 사고예요. 이 병의 진정한 증상은 바로 이런 생각이에요. 뮈리엘은 무엇보다 생각이 병든 거고, 그래서 그녀의 신경증은 강박 신경증이에요. 그녀의 고통은 아주 오래전인, 7세에 시작되었지요. 당시 어린 뮈리엘은 아버지의 죽음에 사로잡혀 있었어요. 그는 놀다가 오른손을 찧게 되면, 아빠의 죽음을 물리치기 위해 반드시 왼손도 찧어야 했어요. 두 손 다 아프면 아빠도 무사한 거였죠. 저는 이 환자가 정신증이 아니라 신경증을 겪고 있다고 확신했어요. 저는 뮈리엘처럼 충동공포증에 걸린 환자들을 이미 많이 치료해 봤어요. 하지만 저의 경륜이나 별일 없을 거라는 확신에도 불구하고, 환자나 그 아들에게 제가 위험을 당하게 할 수도 있다는 생각이 솔직히 들었어요. 확실한 건 아무것도 없었으니까요.

뮈리엘의 사례에 들어 있는 모든 풍성함과 복잡성을 여기서 여러분에게 다 말할 수는 없어요. 그녀의 강박 신경증과 유아살해 사고의 기원을 제가 어떻게 이해하는가에 대해서만 말씀드릴게요. 제가 세운 가설의 핵심은 바로 죄책감이에요. 이에 이르기까지 저의 추론 과정을 설명해 보죠. 우선 저는 뮈리엘이 충동공포증으로 고생한다는 걸 알았어요. 그런 다음 충동공포증은 강박 신경증의 표현이라고 생각했죠. 그리고 끝으로, 강박 신경증의 근저에는 항상 죄책감이 있다는 걸 알았어요. 왜냐고요? 강박 신경증 밑에는 항상 공격성이 있어요. 예, 공격성이 있지요. 공격성(=해친다)에는 항상 죄책감(=해쳤다)이 뒤따르죠. 그러니 여러분이 만약 강박장애(TOC=Troubles Obsessionnels Compulsifs)가 있는 사람과 있다면 이렇게 생각하세요. '아, 이 사람은 어려서 폭력적인 상황을 경험했구나. 그 상황에서 아이는 자신이 나쁘다고 믿고 자신이 죄인이라고 느꼈구나.'

잠시 짚고 넘어갈 것은, 사실 이 환자는 두 가지 죄책감에 시달리고 있어요. 하나는 의식적으로 경험되는 죄책감이고, 또 하나는 어려서부터 생긴 비의식적인 죄책감이에요. 의식적인 죄책감은 질식하게 만드는 불안공포 발작으로 표출돼요. 이 공포발작은 뮈리엘이 아들을 죽이는 걸 상상하고 **'나는 괴물이야'** 라고 속으로 말할 때 느끼는 것이에요. 인식되지 않고 용암처럼 밑에서 끓지만, 항상 작용하고 있는 해묵은 죄책감이야말로 뮈리엘의 삶에 가장 해로웠던 죄책감이지요. 그런데 어린 뮈리엘은 자신도 모르게 무엇에 대해 죄의식을 느꼈을까요? 이것에 답하려면 뮈리엘의 사연을 말해야만 해요. 그녀는 오빠가 사산되고 1년이 지나서 태어난 딸이었어요. 가족에게 그 일은 충격적인 사건이었고 여동생의 탄생에도 그늘을 드리웠지요. 그때부터 뮈리엘은 떠난 오빠의 자리를 차지했다는 무의식적 죄책감이 있었어요. 오빠는 살지도 못했는데 그녀는 살고 있고 앞으로도 살 테니까요. 이제 여러분도 아시겠죠? 그녀는 자신이 범했을 잘못에 대해 죄책을 느끼는 것이 아니라, 오빠는 죽었는데 자신은 살았다는 것과 자신이 부모의 사랑을 차지한 것에 죄책을 느낀다는 것을요. 저는 뮈리엘이 '난 괴물이야.' 라고 자신을 비난함으로 의식적 죄책감을 표현했다고 말했는데, 이제 뮈리엘은 '내가 오빠에게 있는 행복을 빼앗았어.' 라고 자신을 비난함으로 무의식적 죄책을 표현했을 거라고 말해야겠군요.

이제, 여러 회기들 속에서 제가 환자에게 건넸던 말들을 간추려 보지요. 제가 그녀에게 직접 말하는 것처럼 여러분에게 전달해 볼게요. 제가 그녀에게 말합니다. "당신은 괴물이 아니에요. 당신 스스로 그렇게 생각하고 그로 인해 괴로워하지만. 당신은 아들을 한없이 사랑하는 엄마예요. 심지어 가브리엘은 당신에게 너무도 완벽하여, 당신이 갖길 꿈꿨던 그 아들보다 훨씬 만족스럽죠." 이 얘기가 나오자 뮈리엘은 저에게 가브리엘의 사진을 보여줬고, 너무 매력적인 아이 모습에 저는 깜짝 놀랐어요. 그토록 잘생긴 아이 사진을 보고 저는 속으로 생각했죠. '아, 뮈리엘이 무의식적으로 느낀 죄책은 오빠보다 오래 살아남은 것만이 아니구나, 너무 행복한 엄마인 것도 미안했구나!' 일반적으로 행복에 대해 말할 때, 행복한 것을 죄로 여기는 사람은 아무도 없어요. 하지만 뮈리엘처럼, 자격 없는 행복을 누리는 것은 잘못이라고 느끼는 사람들이 있지요.

다양한 회기에서 제가 뮈리엘에게 했던 말을 또 전달하자면, 저는 이렇게도 말했어요. "확신하건대, 당신은 결혼할 당시도 너무 행복한 나머지 운명이 잘못됐다고 여겼어요. 오빠의 자리를 차지한 끔찍한 죄 짐을 진, 추하고 결혼할 자격도 없는 여자인데 이렇게 사랑해 주는 남편과 행복한 건 말이 안 된다고 생각했죠. 가브리엘을 해쳐서 없애는 걸 상상한다는 건, 참을 수 없는 이 과도한 행복을 없앤다는 뜻이죠. 당신 자신에게 이렇게 말하기라도 하는 듯이요. "나는 아이를 가지고 행복한 엄마가 될 권리가 없어. 난 죽은 오빠의 자리를 대신 차지한 죄가 있거든. 오빠를 죽인 죗값을 치르기 위해선 내 아들을 죽여야 해." 물론 여러분이 방금 들은 이 말들은, 제가 단번에 쏟아낸 것이 아니라, 뮈리엘이 들을 준비가 되었을 때 조금씩 타이밍을 봐가며 건넨 말들이에요. 저는 그녀의 심연에 있는 무의식적 죄책감을 드러내는 동시에, 자신에게 가장 소중한 존재를 죽이려 드는 괴물로 자신을 생각하는 그녀의 의식적 죄책감에 대해서도 말해주었지요.

이 사례를 끝마치기 전에, 뮈리엘이 유아살해 강박에 사로잡힐 때 그녀가 경험했던 불안 발작을 잠시 살펴봅시다. 자신을 고문하고 끔찍한 생각으로 머리를 꽉 채우고 싶은 놀라운 욕구를 지닌 신경증 환자들이 있는 것을 저는 경험상 알아요! 당사자에게 이 고문은 없어서는 안 될 마약과도 같죠. 그렇기에 가브리엘을 죽이려는 그 미친 생각은 사실, 마치 공포영화를 보면서 자신을 겁주고 싶은 것처럼, 자신을 고문하는 한 방법이라고 뮈리엘에게 밝혔지요. 저는 이렇게 말했어요. "가브리엘은 당신에게 거룩한 보물이에요. 당신이 그를 죽이려는 병적인 생각에 사로잡힐 때마다, 그 미친 생각이 엄습해올 때마다 당신은 다리에 서 있는 것 같군요." 뮈리엘의 말을 들으면서 떠올린 그 다리의 비유는 아직도 또렷이 기억나요. 저는 환자들이 말하는 내용을 이미지로 그려보곤 해요. 그래서 뮈리엘에게 말하길, "당신이 다리에 서 있는 모습이 그려져요. 팔을 물 위로 뻗고, 보물인 당신의 아들 가브리엘은 손으로 붙잡은 채 말이죠. 아들을 물속으로 떨어뜨리기 직전인데, 영원히 그를 잃는다는 생각에 두려워 떨죠. 그 순간 당신은 온통 불안이죠. 불안 말고는 없죠. 마치 불안해할 필요가 있다는 듯이, 가장 소중한 존재를 죽이는 공포를 느낄 필요가 있다는 듯이요. 뮈리엘, 당신은 **최악을 범하지 않을 것임을 자신에게 확신시키기**

위해 그 최악을 상상함으로써 당신 자신을 불안에 떨게 만들 필요가 있지요. 당신은 자신이 결코 그를 죽이지 않을 것임을 확신하기 위해 가브리엘을 죽이는 걸 상상하는 거예요!

이 내담자의 이야기는, 마지막 한마디를 끝으로 마무리해야겠군요. 뮈리엘에게는 제가 권유를 한 적이 없어요. "아이에게서 떨어지세요!" 혹은 그 반대로 "아들을 사랑하세요!"라고 말한 적이 없죠. 그렇게는 말한 적이 없어요. 오히려 저는 그녀의 죄책감을 드러내 주었죠. "당신은 자신이 행복하도록 놔두질 않아요." 또는 "엄마의 행복을 느끼는 걸 스스로 금하죠."

이후 상담에서 뮈리엘은 증상이 확연히 줄었어요. 상담이 종결되고 얼마 지나지 않아, 뮈리엘 부부는 둘째 아이를 낳았다고 저에게 알려왔어요.

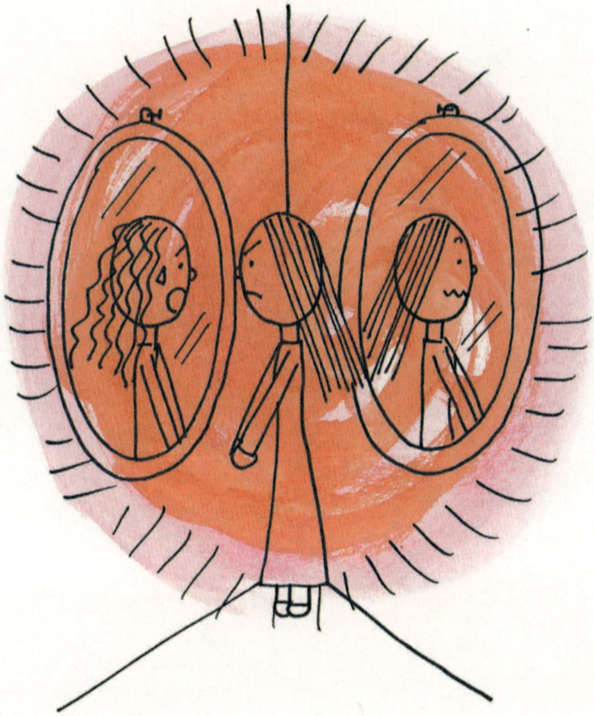

4

뤼씨와 40개의 체온계, 신경증

이 이야기의 주인공은 바로 독자 여러분이에요. 왜냐하면 여러분의 신경증에 대해 말하려고 하니까요. 예, 여러분의 신경증이요. 아니, 우리의 신경증이라고 해야겠군요. 우리 모두 어느 정도는 신경증 환자들이니까요. 정상과 병리를 명확히 구분하기란 참 힘들어요. 정상이라도 신경증이나 도착증까지 보이는 경우가 허다해요. 도착증은 동료 인간을 소모 대상으로 여기고 인격을 배려하지 않죠. 인간은 모두 신경증적인 행동뿐 아니라 그것의 일부인 도착증을 보여요. 그렇기에 신경증 환자는 소아성애자처럼, 범죄자이자 정신과 치료를 요하는 도착증 환자는 아니지만, 때로 도착적인 환상 속에서 타인을 이용하죠. 그의 인격은 아랑곳하지 않고요. 흔한 예를 하나 들어보죠. 프랑시스 베베르 감독의 유명한 영화 〈바보들의 저녁 식사Le diner de cons〉를 생각해 보세요. 티에리 레프미트가 연기한 인물 속에서 우리는 도착적 행동을 볼 수 있어요. 그 인물은 친구들과의 저녁 식사 자리에 피해자인 프랑수아 피뇽을 데려와 오직 비웃는 데 그를 소비해 버리죠. 신경증적 개인에게 나타나는 도착증을 잘 보여주지요!

분명 인간은 모두가 신경증 환자라고 할 수 있지만, 신경증에도 3가지 부류가 있어요. 우리는 어떤 부류일까요? 여쭤봅니다. 당신은 공포증, 강박증, 히스테리 중 어디에 해당하세요? 꼬리표 붙여 여러분을 분류하려는 건 아니에요. 질문을 통해 자신은 이 셋 중 어디에 속하는지, 이 셋이 어떻게 뒤섞여 있는지 알아보시길 바라요. 이건 여러분이 자신이나 주변 사람에게 호기심을 갖게 하려는 저의 방식이죠. 해보면 자신에 대한 직관적 지식도 연마되고, 일상에서의 불가피한 갈등도 더 잘 관리할 수 있어요.

신경증엔 공포증, 강박증, 히스테리, 이렇게 세 가지가 있고 각각엔 두드러진 고통이 있어요. 실제로 첫 면접에서부터 자신의 불안 발작을 말한다면 그 내담자는 **공포증** 환자예요. 자신이 해내야 하지만 못하는 것에 대해 말한다면, 즉 자신의 무기력에 대해 말한다면 그는 **강박증**이에요. 자신의 복잡한 애정 생활에 대해 말한다면 그는 **히스테리** 환자예요. 물론 이것들이 서로 단칼에 구분되는 건 아니에요. 각 신경증은 항상 하나의 주된 감정으로 수렴된다는 것을 알아차리도록 딱 잘라 구분해 본 거죠. 공포증은 불안발작, 강박증은 무기력, 히스테리에선 사랑이 두드러지죠.

신경증의 일반적인 정의를 한번 보지요. 신경증은 무엇인가? 무엇보다 신경증은, 인격의 6가지 기능장애의 총합이라 하겠어요. 그 촉발 요인에 대해서는 이따 설명할게요. 우선, 이 6가지 기능장애들을 소개할 텐데, 마치 상담실에서 만난 남녀 환자들에게 제가 마이크를 넘긴 것처럼 매번 그들이 말하는 방식으로 해볼게요.

• 첫 번째 기능장애 : **신경증자는 불가능한 꿈에 이끌려 현실에 부딪쳐 좌절하고, 불만에 싸여 있다.**

왜 자신은 늘 불만인지 제게 설명하려고 했던 니콜라의 말이 생각나요. 그가 말했어요. "박사님, 전 행복하지 않습니다. 제가 가진 것이나 행하는 것에 만족이 없고, 나 자신조차 맘에 안 들어요. 최악은, 솔직히 말해, 제가 만족을 원치 않는다는 거예요. 싫지만 이런 걸 어떡합니까! 실망하게 될까 봐 만족하길 원치 않는 거예요. 굶더라도 전 꿈속에 사는 게 더 나아요." 니콜라는 현실에 부딪혀 넘어질까 봐 몹시 두려운, 불안에 휩싸인 사람이죠. 니콜라에 대해 말하다 보니, 그와 행복이란 주제를 다루었던 회기가 떠오르네요. 자신은 행복하지 않다는 말만 내내 반복하던 그날, 저는 니콜라에게 말했어요. 자신이 행복한지 아닌지에만 너무 골몰하고 그 대답이 부정적이기만 한 건 아니냐고. 그때 독자 여러분에게 제가 하고 싶은 이 말을 니콜라에게 해주었지요 : 행복하고 싶다면 과연 나는 행복한가를 절대 묻지 말라. 자신을 잊고 해야 할 일을 하라! 자신에 대한 망각과 지금 이 순간에의 몰입이야말로 행복의 참된 조건이죠.

다음으로 넘어가기 전에, 휴대폰을 꺼내어 알랭 슈송의 노래를 한번 들어보세요. "대놓고 못됐어, 절대 만족 못한다니까!" 이 후렴은 신경증에 걸린 인물에게 귀여움을 느끼게 해요. 항상 자신이 원하는 건 못 갖고, 갖고 있는 건 자신이 원하는 게 아니라고 투정하는, 이 과잉보호 받은 아이에게, 노래를 듣다 보면, 호감을 느끼게 되죠.

• 두 번째 기능장애 : **신경증자는 자신에 대해 부정적인 이미지를 갖고 있다.**

예를 들어, 공포증에 걸린 여성이라면 남몰래 그녀는 이렇게 울부짖어요. "난 내가 싫어. 너무 불안해하고 의존적이야. 엄마나 남편 없이는 아무것도 못 하잖아." 강박증에 걸린 남자라면 자신에 대하여 이렇게 투덜대요. "난 정말 형편없는 사람이야. 이건 너무 어려워. 그 자리 올라가려고 온갖 것을 다했지만, 절대 난 감당하지 못할 거야." 히스테리 신경증에 걸린 여성이라면, 비탄에 잠겨 이렇게 말할 거예요. "난 정말 머저리야. 매번 당하잖아. 내 본연의 모습에는 관심도 없는 남자만 늘 꼬이잖아! 그들은 나랑 잘 생각밖엔 없어." 요약하면, 공포증 환자는 자신이 연약하고 의존돼 있는 것이 괴로워요. 강박증 환자는 자신에겐 과업을 해낼 능력이 없다고 괴로워해요. 히스테리 환자는 사랑에 대해 자신이 너무 순진하여 늘 당한다고 호소하죠. 모두 자기 자신과 갈등하고 있어서 괴로워요. 마치 자신의 반쪽이 다른 반쪽을 파괴하려고 몰두하고 있다는 듯이. 그러니 분석가인 저의 작업은 환자가 자신에게 더 관대해지도록 만드는 것이지요.

- 세 번째 기능장애 : **신경증자는 아주 작은 신호에도 배우자가 자신을 떠나거나, 멸시하거나, 배신할까 봐 불안하다.**

하지만 주의할 것! 여기서 말하는 불안은 공포증 환자의 전형적인 불안 발작이 아니라, 모든 신경증자의 삶에 배어 있는 일반적인 불안이에요. 신경증자가 공포를 느낀다면 그는 불안의 밑바탕에서 자신의 파트너에 관해 이렇게 말하게 돼요. "저 사람이 내 곁에 있지만 떠날까 무서워." 이 신경증자가 강박적이라면 그는 불안해하며 이렇게 말할 거예요. "저 사람이 나를 높이 평가한다는 거 알아. 그래도 여차하면 모든 사람 앞에서 날 깎아내릴 걸." 신경증 환자가 히스테리성 여성이나 남성이라면 불안에 떨며 이렇게 말하지요. "그가 날 사랑한다는 거 알아. 하지만 그도 다른 사람들과 똑같아. 분명히 날 배신할 거야!" 공포증 환자는 버림받을까 봐, 강박증 환자는 모멸당할까 봐, 히스테리 환자는 배신당할까 봐 불안한데, 이 모든 불안이 실은 근거 없이 갈등을 조장하는 두려움이란 걸 알아야 해요. 따라서 제가 하는 작업의 상당 부분은 이들의 과장된 염려를 상대화시키는 것이지요.

- 가장 황당한 네 번째 기능장애 : **신경증자는 도착증적인 발작을 보인다.**

실지 우리는 경이로운 생각들과 형언할 수 없는 행위들에 들떠 일

말의 가책도 없이 다른 사람들을 이용하곤 해요. 어떤 순간에는 우리가 가까운 사람들을, 그들의 생각이나 바람은 아랑곳하지 않고, 성적 소비 대상이나 공격성의 출구로 사용하는 것을 멈출 수가 없다는 듯이 말이죠. 문장의 강렬함과 적확성 때문에 저에게 항상 깊은 인상으로 남아 있는 프로이트의 글귀 하나가 갑자기 생각납니다. 그는 이렇게 썼어요. "인간은 사랑에 목말라하는 온유한 존재가 아니다. 강렬한 공격성을 지닌 존재로, 가까운 사람들을 제물 삼아 자신의 공격성을 충족한다. 가까운 사람의 노동을 착취하거나, 동의 없이 그를 성적으로 이용하거나 멸시하거나 고통을 주거나 희생양으로 삼거나 심지어는 그를 죽임으로써." 기원전 2세기의 노장 시인 플라우투스의 말마따나, 인간에게 인간은 야수인 거죠.

이제, 각 신경증마다 어떤 형태로 도착증이 나타나는지 볼까요. 공포증 환자는 배우자에게 너무나 간청하기에 결국 파트너를 질식시키거나 삼켜버리고 말아요. 공포증 환자를 동물에 비유하자면, 보아뱀을 생각해 보세요. 이 거대한 뱀은 먹잇감을 삼키기 전에 몸으로 조여서 질식시키죠. 강박증 환자는 때로 모든 것을, 배우자의 삶을 독재할 만큼, 통제하는 것을 멈출 수 없어요. 강박증 환자의 태도를 한 동작으로 압축한다면, 파트너의 모든 생각과 감정과 행동을 손에 꽉 틀어쥔 모습이죠. 내게선 어떤 것도 빠져나갈 수 없어! 히스테리 신경증 환자인 경우, 종종 그는 파트너를 유혹해 흥분시켜 놓고 곧바로 내치는, 변덕스럽게 갖고 노는 것을 억제할 수 없어요. 히스테리 환자의 태도를 한 동작으로 응축한다면, 붉은 천을 매단 막대로 사랑하는 자를 흥분시키고 살짝 빠지는 투우사, 지치게 해서 점령하는 투우사의 몸짓이라 할 수 있지요.

• 다섯 번째 기능장애 : **신경증자는 사랑하는 사람을 해치고 싶거나 이미 해친 것에 대해 죄책감을 느낀다.**

내게 일어나는 발작적 충동이 대상을 삼키는 것이라면 나는 공포증 환자이고, 가학 충동이 발작적으로 생긴다면 나는 강박증 환자이고, 배신의 충동이 발작적으로 일어난다면 나는 히스테리 환자인데, 이러한 발작적 충동은 죄책감을 불러오죠. 얼마나 자주 환자들이 저에게 이런 말을 하는지 몰라요. "알아요. 피에르에게 제가 얼마나 야비했는지 저도 안다고요." 혹은 "나 자신이 원망스러워요. 귀스타브를 배신하지 말았어야 했는데."

• 마지막 여섯 번째 기능장애 : **신경증자는 자신의 변태성을 숨기기 위해 겉으로 그럴듯하게 행동한다.**

내가 물건처럼 취급하는 그 대상이 나를 심판하고 떠날까 봐 두려워, 신경증자는 속임수를 쓰고 시늉을 해요. 심중에 잠자는 야수를 감추려고 우아하고 상냥한 척을 하죠. 공포증 환자는 좋아하는 그 대상을 삼키려고, 그에게 들러붙으려는 자신의 마음을 숨기고 오히려 너무 자족하는 모습을 보여요. 강박증 환자는, 좋아하는 대상을 해치려는 가학적 욕망을 숨기고 오히려 친절하고 부드러운 모습을 보이죠. 히스테리 환자는, 사랑하는 자에게 추파를 던지곤 거절하려는 못된 욕망을 숨기고 다정하고 사랑에 취한 모습을 보여요.

지금까지, 우리의 인격을 왜곡시키고 자신을 살기 힘든 존재로 만드는 신경증의 6가지 기능장애를 살펴봤는데, 이렇게 요약할 수 있어요. 신경증자는 불만족 때문에 괴로워하지만, 동시에 이 불만족이야말로 항상 그를 욕망하도록 부채질하기에, 이 불만족은 오히려 그를 안심시키죠. 그는 자신을 사랑하지는 않지만, 항상 자신에게 집중돼 있어요. 신경증 환자의 이러한 나르시시즘을 저는 **부정적 자기애**라고 부릅니다. 이렇게 표현한 것은 신경증 환자는 매우 자기애적이라는 뜻으로, 자신을 사랑하기 때문이 아니라, 항상 자신에게 매몰돼 있으면서 자기 모습에 늘 실망하기 때문이지요. 그는 버려질까 봐, 멸시당할까 봐, 방임될까 봐 자주 두려워해요. 때로는 도착적인 충동에 무너져 죄책감을 느끼지요. 그리고 완벽하게 독립적인 척, 매우 집중하고 있는 척, 미친 듯이 사랑에 빠진 척을 하죠. 우리가 매일 증명해 보이는 형제애, 관대함, 진실한 사랑 등의 수많은 인간적인 미덕들에도 불구하고, 우리 모두는 다양한 정도로, 가끔은 이기적이고, 빈번히 자기중심적이고 흔히 불안에 떨며 종종 도착적이고 금방 죄책감을 느끼며 너무도 태연하게 연기를 하죠. 제가 방금 그려낸 신경증 환자의 초상이 너무 혹독하게 느껴질 수도 있겠군요. 각각의 기능장애가 여러분에게 확 와 닿도록 조금은 극단적으로 그려내 봤어요. 각자에게 공감되는 신경증 환자의 특징을 잘 분별하여 받아들이실 줄 믿고요.

마지막으로 언급하고자 하는 중요한 점은 이거예요. 제가 방금 묘사한 신경증자는 특이적 증상을 보이지 않는, 일상의 신경증 환자라는 점이에요. 저는 신경증을 두 가지로 구분해요. 증상을 보이지 않는 건전한 일상의 신경증과, 증상들을 보이는 보다 심각한 병리적 신경증이 있지요. 공포증일 경우 나타나는 증상은 공황장애, 강박증의 경우는 강박장애, 히스테리의 경우는 신체화 장애가 특이적 증상으로 나타나요.

이제는 신경증을 일으키는 원인들을 좀 볼까요. 어떻게 해서 우리는 공포증, 강박증, 히스테리 환자가 되는 걸까요? 신경증의 정의가 말해주듯 신경증은 심인성 질환, 즉 신체 기관이 아닌 심리적 원인의 질환이에요. 그런데 저는 더 나아가, 신경증은 영유아기 트라우마에 따른 상상계의 과잉이 그 심리적 원인이라는 점을 분명히 해두고 싶어요. 이 병든 상상계가 신경증 환자의 삶에 해롭고 지속적인 영향을 미치는데, 이 상상계를 저는 **환상**이라고 불러요. 환상이란 무엇일까요? 환상이란, 미래에 신경증 환자가 될 이 아이, 이제 막 트라우마를 입고 그 잔혹성에 물든 아이가 지어낸 우화예요. 환상은 트라우마의 즉석 사진과도 같이, 트라우마를 입은 아이의 머리와 가슴에 새겨지죠. 신경증의 정의를 보충하자면, 이렇게 말할 수 있어요. 신경증은, 트라우마를 입은 아이의 무의식에 지속하여 자리 잡은 환상으로 인해 촉발된 질환으로, 마치 꺼지지 않는 불처럼 이 환상은 앞서 언급한 성인에게 나타나는 6가지 기능장애의 원천이 되지요.

도식적으로, 신경증은 다음과 같이 세 단계를 거쳐 형성돼요.

1. 아동이나 청소년이 신경증의 첫 원인인 **트라우마**를 입는다.
2. 일평생 신경증 상태를 유지시키는, 지속적 원인이 되는 **환상**이 아이의 머릿속에 자리한다.
3. 트라우마를 입은 이 아이가 성인이 되어 형성한 인격은, 앞서 배운 **6가지 기능장애**로 훼손이 된 신경증적 인격이다. 한마디로, 신경증을 붙드는 환상 없이는 신경증이 존재할 수 없고, 환상의 근원인 트라우마 없이는 신경증도 존재할 수 없다.

우선 **트라우마**부터 공부해 보죠. 트라우마란, 그 충격을 무마할 심리적 자원이 없는 미숙한 존재에게 가해진, 너무 강한 자극을 주는 난폭한 사건을 말해요. 트라우마가 무엇인지 여러분이 더 잘 이해할 수 있도록, 아동기에 성 학대 피해를 입은 앙드레의 말을 함께 들어보죠.

"6세의 어린 나이에 저는 심한 트라우마를 경험했어요. 그 사건은 아직 완성되지 않은 저의 존재를 부수고 제 인생에서 단맛을 앗아갔어요. 제 성기를 애무하는 삼촌의 손을 느낀 순간 저는 얼어붙었어요. 뭔가 끔찍한 일이 일어났다는 걸 느꼈어요. 뭐가 뭔지 모르는 채. 그 자리에 얼어붙어서 전 꼼짝도 못 했죠. 저의 배 위를 훑어 내리던 그 손가락들이 지금도 소름 끼쳐요. 어떤 괴물의 손아귀에 잡힌, 떨쳐버릴 수 없는 그 공포감이 아직도 기억에 선해요."

아동이 트라우마 순간에 경험하는 것이 바로 이런 것들이죠. 뇌신경 세포 간 연결에 타격을 입는다는 것도 잊어선 안 돼요. 유아기 트라우마에는 중요한 측면이 있는데, 이 점을 좀 더 설명해야겠어요. 트라우마 사건은 앙드레의 경우처럼 단 번에 난폭하게 생길 수도 있지만, 일견 해롭지 않은 작은 트라우마 충격이 중첩되는 형태로 여러 번에 걸쳐 일어날 수도 있어요. 어머니가 아들에게 퍼붓는 순수하지만 다소 육감적인 어루만지기가 후자의 예죠.

작은 트라우마 사건들의 예로, 10세 여아였던 뤼씨의 사례를 들어보려고 해요. 이 아이를 분석한 것도 벌써 꽤 지난 일이군요. 이 여아는 분노 발작으로 고생하고 있었어요. 저는 뤼씨와 첫 면접을 끝내기 전에, 대기실에서 기다리던 어머니를 다시 들어오게 했어요. 어머니는 심한 강박증이 있어 보였는데, 들어와서 곧장 저에게 한다는 소리가, 자신은 뤼씨가 열이 있나 확인하려고 하루에 4번씩 아이 항문에 체온계를 꽂는다는 거예요! 그 말에 놀란 저는 바로 말했어요. "부인, 아이 체온 재는 일을 멈춰야 해요. 언제부터 딸의 체온을 그리 자주 재신 겁니까?" 아이 어머니가 답했어요. "하지만 박사님, 뤼씨는 희귀병이 있고, 열나면 즉시 응급실로 데려오라고 뒤몽셀 박사님이 말씀하셔서요." 제가 답했지요. "물론입니다. 하지만 분명 그 교수가 하루에 네 번 아이 체온을 재라고 하진 않았을 텐데요. 항문으로는 더더군다나! 뤼씨의 체온은 마땅히 재셔야죠. 하지만 은밀한 부위를 그렇게 자주 건드리면 아이는 무척 민감해져요." 아주 침범적이고, 트라우마를 주는 어머니와 저는 이렇게 대화했지요. 그리고 첫 면접을 끝내면서 말했어요. "부인, 다음에 오실 때는 집에 있는 체온계를 다 가져오세요." 실제로 그다음 주에 어머니는 뤼씨를 데리고, 온도계로 꽉 찬 파우치를 들고 왔어요. 제가 물었죠. "온도계가 거기 몇 개나 들었나요?" "글쎄요, 박사님. 한 사십 개요" "그것들을 놔두고, 예를 들면, 이마 온도계 한 개만 가지고 딸의 체온을 재세요." 그녀가 말했어요. "아닌 게 아니라, 이마 온도계가 하나 있는데, 작동이 전혀 안 돼요." 그러면서 어머니는 딸의 이마와 자신의 이마에 온도계를 여러 번 갖다 댔어요. 이런 타입의 온도계는 믿을 수 없다는 것을 제게 확실히 보여주려고요. "보세요, 박사님! 어떨 때는 36도고, 어떨 때는 37도 38도까지 나와요. 박사님도 재보세요. 잘 안 돼요!" 그녀 말이 맞았어요. 제 이마에 댄 온도계는 39도를 가리켰고, 그건 명백히 틀린 거였죠. 저는 아프지 않았으니까요. 정말 우스꽝스러웠죠. 우리 셋이 다 체온을 재고 있으니! 참 볼만했지요! 저는 회기를 마치며 이렇게 말했어요. "맞아요. 이마 체온계는 작동이 안 되네요. 하지만 계속 하루에 네 번씩 뤼씨의 체온을 항문으로 재시면 안 돼요. 다음 약속 전에 뤼씨의 발열이 걱정되시면, 주저 말고 저에게 전화하세요."

이건 작은 트라우마들이 반복되는 황당한 사례지요. 만약 차후, 20년 뒤에 어떤 분석가가 성인 여성이 된 뤼씨를 만나 성관계 시 질경련을 호소하는 그녀를 분석하면서 이런 장애의 근원이 된 트라우마가 무엇일지 궁금해한다면, 저는 그에게 이렇게 조언하겠어요. "친애하는 동료 분석가님, 내담자의 아동기에서 단회성의 트라우마를 찾기 어렵다면, 트라우마성의 작은 침범들을 찾아보세요. 또한 전반적으로 어머니가 너무 침습적이고 과보호한 건 아닌지도 조사해 보세요. 그러면 이 젊은 여성이 겪는 고통의 원인이 보이실 겁니다."

이제, 세 가지 신경증과 그 근본 원인이 되는 아동기 트라우마 이야기로 다시 돌아와 보죠. 만약에 매우 강력한 **공포** 불안으로 저를 찾아온 내담자라면, 저는 그의 아동기나 청소년기에서 **유기** 트라우마가 발견되리라 예상해요. 어머니와 떨어지거나 이혼한 아버지와 분리되거나, 매우 좋아했던 가까운 사람의 갑작스런 죽음, 혹은 부모 중 한 명에게 거절 받은 경험과 같은 유기의 경험 말이죠. 만약 어떤 성인 내담자가 멈출 수 없는 반추와 **강박적인** 후회와 의심들 때문에 저를 찾아왔다면, 저는 그의 아동기나 청소년기에서, 체벌이나 지속적인 모멸과 같은, 신체적 혹은 정신적 **가혹 행위의** 트라우마가 발견되리라 예상해요. 성인 여성이 된 뤼씨 사례에서 우리가 상상해 보았듯, 만약 히스테리성의 심리성적 장애들 때문에 저를 찾은 여자 내담자라면, 저는 그녀의 아동기나 청소년기에서, 앙드레의 사례에서와 같이, 성적 학대로 인한 트라우마나, 어린 뤼씨가 당한 것처럼, 에로틱한 환상과 연결되는 작은 트라우마들을 발견하리라고 예상하죠. 한마디로, 저는 신경증 환자를 만날 때 '이 사람은 **유기된 아동**이었군, 혹은 **가혹행위를 당한 아동**이었네, 아니면 **학대당하거나 너무 에로틱하게 다뤄진 아동**이었군.' 이렇게 속으로 생각해요. 이제, 서둘러 신경증의 기원에 있는 트라우마에 대해 자세히 설명해야겠군요. 방금 여러분에게 제가 말한 세 가지 트라우마는, 아동이나 청소년의 자아를 심각하게 손상하는 난폭한 침범들로, 이러한 침해들은 성인기에 들어 심각한 신경증들을 유발해요. 그런데 삶 속에서 제가 안 것은, 심한 증상은 없지만 일상의 신경증 환자들인 우리들 대부분은 청춘기에 정신적 트라우마를 겪었다는 것이에요. 그리고 그 트라우마들이 우리의 자아를 손상시킨 것은 아니지만 충격을 주었다는 것이에요. 이런 가벼운 정신적 트라우마들을 저는 **성장 트라우마**

라고 불러요. 왜 성장이냐고요? 이것들은 분명 아픈 시련들이지만 우리의 인격 발달에 필요하기 때문이죠. 남동생의 출생, 부모의 이혼, 할아버지의 죽음 등의 시련이 생각납니다. 이 모든 역경들은 우리를 신경증적으로 만들어 놓지만, 극복되고 나면 우리의 성숙을 도와준 성장 트라우마들이에요. 요컨대, 증상이 있는 심한 신경증의 기원에는 난폭한 트라우마가 있고, 증상 없는 일상의 신경증들은 그 근원에 성장 트라우마가 있지요.

이제, 신경증 형성의 두 번째 고리인 환상에 대해 알아보죠. **환상**은 자신이 겪은 트라우마에 대한 반응으로서 아이가 만들어낸 우화이자, 신경증 환자의 머리와 심장을 지배하는, 꺼지지 않는 불이라고 제가 말한 바 있는데, 더 명확히 설명해야 할 것 같군요. 환상은 무엇일까요? 환상은 아이의 무의식적 기억에 새겨진, 트라우마에 대한 추억 사진이에요. 환상은 단순한 어떤 장면이지요. 손가락 인형극 같은 장면이요. 천진난만한 이 장면에는 두 사람이 등장해요. 나쁜 사람과 좋은 사람. 여기서 나쁜 사람은 좋은 사람을 유기하고 가혹하게 다루고 성적으로 학대하죠. 달리 말해, 환상은 트라우마가 된 그 공격의 장면을 재현해요. 그것은 유기 장면일 수도 있고, 멸시 장면일 수도 있고, 성 학대의 장면일 수도 있어요. 그런데 중요한 건, 이런 유아기적 장면을 우리가 머릿속에 떠올리는 것이 아니라는 점이에요. 우리는 그 장면을 시각화하지 않고 행동으로 연출해 내요. 부지불식간에 모든 정서적 행동들 속에서 우리는 이 장면을 연출하고 또 연출해 내지요. 신경증 환자들은 좋은 사람과 나쁜 사람이라는 유아기적 환상에 너무 사로잡힌 나머지 인간을 두 부류로 나눠요. 강자와 약자, 지배자와 피지배자, 가해자와 피해자. 예를 들어, 우리는 배우자가 우리를 떠나거나 멸시하거나 배반할 수 있다는 생각에 불안해지면, 나도 모르게 상대방에게는 악역을 맡기고 나는 피해자 역할을 맡아요. 반대로, 부끄러운 도착적인 발작으로 인해 내가 파트너를 유기하거나 멸시하거나 배반하면, 우리는 자신도 모르게 타락한 악인의 역할을 맡고 상대에겐 죄 없는 피해자의 역할을 맡기게 되죠. 여하간 우리는 자신이 작고 불안하다고 느끼건, 권력을 갖고 군림한다고 느끼건, 우리가 의식하지 못하는 유아기적 환상에 의해 행동한다는 것을 알아차리지 못해요. 두말할 필요 없이, 성인 신경증 환자는 아이로 남아있어요. 불안에 휩싸여 있거나, 못되게 행동하거나, 불만족해 있거나, 죄책감을 느끼거나, 연극을 하면서 말이지요.

이제 끝마칠 때가 되었군요. 이 네 번째 이야기는 신경증 환자를 향한 저의 열정을 요약해 주는, 이 한 문장으로 매듭짓고 싶어요.

"환자가 차츰 자신이 가진 것과, 자신이 행하는 것과, 자기 자신을 있는 그대로 사랑할 수 있게 되기를 소망해요."

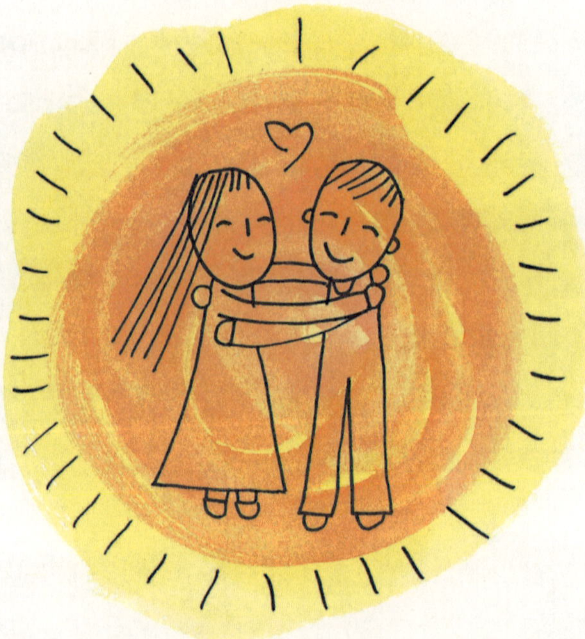

5

사랑의 꽃다발
커플의 사랑

오, 사랑! 사랑! 사랑! 사랑이란 어떤 욕구예요. 사랑하고픈 욕구, 자신한테서 나오고 싶은 욕구, 타자에게로 가서 그와 연결되고 그를 소유하고 그에게 모든 걸 주고 싶은 욕구죠. 사랑은 또한 사랑 받고픈 욕구, 누군가가 나를 기다린다고 느끼고 싶은 욕구, 누군가에게 내가 중요하고 그에게 나는 없어선 안 될 존재라고 느끼고픈 욕구지요. "사랑하고 사랑받는 것, 이것은 선택이 아니라 삶에 필수다!" 이 말은 아무리 반복해도 지나치지 않아요. 우리는 사랑을 하지 않을 수가 없지요!

이제 흥분은 가라앉히고 차근차근 가볼까요. 제가 정신분석가로 일하면서 받았던 영감을 토대로, 여러분에게 커플의 사랑에 대해 말하고 싶어요. 우선, 제가 하게 될 말들은 남녀의 사랑에 관한 것임을 분명히 해둡니다. 저를 찾아오는 남녀들은 대부분 부부이거나 시민연대계약PACS 관계이거나 동거 커플이기 때문이에요. 동성 커플의 상담 사례가 점점 늘고 있지만요. 그러니 독자 여러분도 동성과 커플을 이루신 분은, 제가 명시적으로 동성커플을 언급하지 않아도 자신의 파트너를 떠올리며 책을 읽으시면 돼요. 커플 안에서의 사랑은 그 본질이 같다고 저는 생각해요. 커플 구성원의 성정체성이 어떠하건 말이죠. 혼자 사는 분에게는 사랑에 대한 저의 말들이 실패한 사랑을 떠올리게 하거나, 또 다른 연애를 기대하게 할 수도 있겠군요.

지금 핸드폰을 꺼내셔서, 경이로운 싱어송라이터였던 자끄 브렐Jacques Brel의 〈사랑밖에 없을 때 Quand on n'a que l'amour〉를 들어보세요. 여러분이 듣게 될 노랫말은, 자신의 열정을 힘껏 외치는, 사랑에 빠진 한 남성의 부르짖음이죠. 그는 말해요. "우리가 사랑하는 한 우린 부요해. 다가올 행복을 믿으니까." 부요하다는 건 곧 미래를 믿는다는 것이죠!

이제 저의 치료실로 들어가 볼까요. 커플에 대한 회의감으로 힘든 시간을 보내던 한 환자가 최근에 제게 물었어요. "제가 소피를 진심으로 사랑하는지 확신이 안 가요. 사랑하고 있다는 걸 어떻게 알 수 있나요?" 저는 두 가지로 그에게 답했어요. 우선, 우리는 사랑의 깊이를 그것을 상실하는 순간에만 알 수 있다는 걸 환기시켰지요. 두 번째는, 당신이 그를 얼마나 사랑했는지 알게 될 때는 더 이상 그가 당신 곁에 없을 것이라는 거였죠. 없어서 그립다는 것을 알아차리지 못하는 한 우리에겐 어떤 후회도 없지요. 저의 또 다른 대답은 사랑 감정의 본질 그 자체에 대한 거였어요. 사랑은 순수한 단일 감정이 아니라 여러 감정이 뒤섞인 혼합물이라고, 자신이 사랑하고 있는지 알고 싶다면 사랑을 구성하는 여러 감정들에 감정이입을 해봐야 한다고 그에게 말했죠. 그 세션을 마치고 나서, 사랑은 감정들의 다발이라는 생각이 문득 들었어요. 실로 사랑은, 피카소가 1958년에 그려낸 빛나는 작품인 〈**꽃다발을 든 손**〉과 같이, 손에 들려진 하나의 영롱한 꽃다발이죠. 5장의 제목인 **사랑의 꽃다발**이라는 표현도 여기에서 나온 거죠. 이 꽃다발은 사랑의 감정을 표상하는 열두 개의 꽃으로 이뤄져 있어요. 사랑을 이루는 이 다양한 꽃들을 하나하나 자세히 그려나가 볼게요.

우선 이 꽃다발을 들고 있는 그 손을 먼저 정의해야겠어요. 꽃들 하나하나에 유효한 사랑의 정의를 내린다고나 할까요. 사랑은 무엇인가요? 사랑은 본질적으로 애착이에요. 말없이 존재 자체의 매력만으로 나를 행복하게 하는, 그 사람에 대한 애끓는 애착이지요. 나를 속일 의도가 전혀 없는 그 사람과, 오직 그만이 나를 행복하게 하리라고 믿게 만드는 그 사람을 나는 사랑해요. 이런 극치의 행복을 내게 가져다줄 사람은 그 말고는 지상에 없다는 걸 확고히 믿고서, 이런 나의 기대에 그가 부응할 수 있도록, 끊임없이 나는 그를 애정하고 무엇이든 다 해요. 착각을 불러오는 이런 헛된 기대가 바로 사랑이지요. 그래요. 무엇보다 사랑은 착각이고 희망이에요. 불가능함을 알면서도 바라는 그 행복. 그 사람이라는 마법이 나로 하여금 미래의 행복을 믿게 하는, 바로 그 사람을 난 사랑하죠. 사랑에 빠진 남성은 상대에게 이렇게 선포할 겁니다. **행복을 기다리며 나는 행복하오. 당신을 사랑하기에 때로는 불행하지만 말이오. 어쩔 수 없는 우리의 살림살이에도, 내게 없는 것을 언젠가는 당신이 내게 주리라는 그 약속을 당신이 지킬 것을 희망하며 당신을 몹시 사랑한다오. 나 역시도 당신한테 없는 것을 언젠가 내가 주리라는 그 약속을 내가 지킬 거란 희망을 당신에게 불어넣잖소.** 이 약속들이 지켜지지 않은 채, 꿈꾸던 그 행복이 오지 않은 채, 우리는 그렇게 한 몸이 되고 아이들이 태어나고 가족이 되죠. 우리의 이런 착각은 가상의 것이지만, 생명이 부글거리는 원천이기도 해요. 가상의 그 가능성 덕분에 우리는 실재를 낳아요. 사랑이라는 그 신기루 덕분에 우리가 아이를 낳고, 그

비존재 덕분에 우리는 존재를 낳지요.

저는 방금 사랑을 착각으로 정의했어요. 하지만 이 5번째 장을 시작하면서는 사랑을 욕구라고도 정의했었지요. 사랑은 착각이자 필요예요. 사랑을 착각으로 여긴다면, 우리는 사랑을 우리가 열망하는 그 행복으로 정의하는 것이고. 그렇다면 사랑은 반짝이는 별이에요. 반대로 사랑을 욕구로 생각한다면, 사랑을 그것의 육체적 원천에 따라 정의하는 것이죠. 그렇다면 사랑은 긴급한 필요이자, 사랑하는 사람에게 다가가 그를 세게 끌어안고 사랑의 쾌락을 함께 나누며 사랑을 받는 육체적인 필요죠. 이를 한마디로 표현하면 이래요. '나는 한 존재를 찾아내 그에게 다가가 그를 사랑하지 않을 수가 없어요. 난 사랑하지 않을 수가 없다고요! 난 사랑할 필요가 있어요.' 우리 몸은 항상 다른 몸에 굶주려 있고, 우리 영혼은 다른 영혼에 굶주려 있죠. 미숙한 아이였을 때 우리 모두는 엄마에게 들러붙고 매달리도록 자연스럽게 부추겨졌지요. 그 후로 우리에겐 선택된 한 사람과 연결되려는 경향이 있어요. 내 몸이 끌리는 그 사람, 존재만으로 나를 안심시키고 내게 행복을 예고하는 그 사람에게 말이죠. 어떤 건전한 소유욕에 부추겨지기라도 한 듯, 한 남자 혹은 한 여자를 차지하여 그 대상에게 나를 행복하게 만들 권한을 부여하고 그에게 착 달라붙어 내 사랑을 퍼

붓고 싶은 어떤 저항할 수 없는 이끌림에 추동되기라도 한 듯이요. 문득 〈모팽양Mademoiselle de Maupin〉의 한 문단이 떠오르네요. 여기서 테오필 고티에는 욕구사랑을 기발한 비유로 정의해요. "내 안에는 사랑의 보물이 있는데, 난 그걸로 뭘 해야 할지 모르겠고, 그건 나를 끔찍이 짓누른다네. 그걸 쏟아버릴 수 없다면 난 죽고 말 거네. 동전이 꽉 들어찬 자루처럼 터지고 말 걸세. 아, 나도 누군가를 사랑할 수 있다면!" 이 긴급한 사랑의 욕구를, 저는 **사랑의 욕동**이라고 부르지요. 더 근사하게는 **사랑향**이라고 할까요. **사랑향**이라는 이 말은 '사랑하다'와 '경향'을 합친 단어로, 타자를 향해서 가고, 그를 소유하고, 그에게 소유되려는 우리의 자발적인 경향성을 뜻해요.

사랑을 착각과 욕구, 이렇게 이중으로 정의해 두고... 이제 이 꽃다발에 들어 있는, 사랑의 열두 가지 열망을 상징하는 꽃송이들을 하나씩 감상해 보도록 하죠.

첫 번째 꽃송이는, 모든 꽃 중에서 가장 중요한 꽃인 성. **성욕**이지요. 제가 '모든 꽃 중에서 가장 중요한 꽃'이라고 말한 것은, 성이 없다면 커플의 사랑은 다정함, 우정, 형제애가 되기 때문이에요. 반면에 커플의 사랑은 성과 함께 타오르고 열정의 빛을 띠면서 단단해지죠. 그렇다고 성적 교감이 어렵고 성생활 부재로 취약해진 커플은 반드시 해체된다는 뜻이 아니에요. 전혀요! 두 사람의 심리적 안녕에 성적인 쾌감이 중요하다는 것을 강조할 뿐이에요. 성적으로 불만족한 여성들의 일부는 자신이 방치되었다고 느껴요. 왜일까요? 성과 다정함을 너무 긴밀히 연결시킨 나머지 성행위를 황홀한 사랑의 행위처럼 느끼기 때문이죠. 이들은 상대가 자신을 욕망하지 않는다고 느끼면 이들은 사랑을 못 받고 있다고 느껴요. 활짝 피어난 커플 안에서는 성적으로 접근하는 가장 뜨거운 순간에 남성이 자신의 성욕을 상대 여성에게 선포할 겁니다. **"내 몸이 소리칠 수 있다면 이렇게 외칠 거야. 더는 못 참겠어, 너를 원해. 네 몸도 내게 이렇게 화답하는 것이 들려 – 네 안에서 녹아내리고 싶어, 날 가져."** 남자는 또 이렇게 말해요. **"이기적으로 나만 극치감을 누리고 싶지 않아. 함께 거기 다다라 둘이 하나 되는 걸 느꼈으면 좋겠어."** 성적으로 상대를 욕망한다는 건 극치감의 쾌락에 도달하길 원한다는 것이고, 무엇보다 알몸이 되어 서로 흥분시키고 살갗 냄새를 맡고, 자신을 잊어버릴 만큼 몽롱한 감각의 불꽃 속에서 놀며 웃는다는 것이죠.

이제 두 번째 꽃송이를 감상해 볼까요. 솔직히 말하여, 내가 사랑하는 그 사람은 하나의 **환상**이에요. **나는 있는 모습 그대로**

그를 사랑하지만, 내가 그일 거라고 상상하는 그것 때문에 그를 사랑해요. 그렇기에 그는 현실과 꿈의 혼합물인 하나의 혼성체지요. 반은 현실이고 반은 환상인. 우리는 그를 사랑하고, 사랑하면서 그를 상상 속에서 빚어내죠. 사랑하는 그 사람을 우리가 창조해내지요.

꽃다발에서 뽑아낸 세 번째 꽃송이는 **존경**이에요. 내가 이상화하지 않은 사람을 나는 사랑할 수 없어요. 나는 사랑하는 그를 존경해요. 그가 탁월한 영역이 어떤 것이든. 예를 들어 모든 사람이 경탄하는 그 성격 때문에, 아버지로서의 장점 때문에, 혹은 요리 실력 때문에 나는 그를 존경해요. 제 내담자 스테파니는 이렇게 말했어요. "제 남친은 완전 요리사예요! 오렌지를 곁들인 오리고기는 그를 따라올 자가 없죠." 베르나르는 환희 속에서 이렇게 말했어요. "제 여친이 도지사가 됐어요! 너무 자랑스러워요." 사랑한다는 것은 진심으로 존경한다는 거예요.

네 번째로 뽑은 꽃송이는 **나르시시즘**이에요. 사랑을 한다는 것은 자신을 사랑한다는 뜻이에요. 사랑하는 그 사람은 나에 대한 긍정적인 이미지를 반영하기 때문이죠. 사랑하는 그 사람이 내게 되돌려주는 그 고마운 이미지를 넘어서, 그는 내 존재를 생동감 있게 만들지요. 난 이렇게 말할 거예요. **"나는 너를 있는 그대로 사랑하지만, 너와 함께 있을 때의 나의 모습 때문에 또한 너를 사랑해."**

다섯 번째 꽃은 나르시시즘의 꽃송이와 같은 빛깔이고, **자존감**과 관련돼 있어요. 상대를 향한 사랑과 그에게서 오는 사랑은 확실히 우리의 자존감을 살찌우죠. **나를 행복하게 만들고, 내게 자부심을 느끼게 하는 그 사람을 내가 사랑하는** 이유도 바로 이 때문이지요. 이것이 진정한 우정의 정의예요! 내 자존감을 세워주는 그 사람이 친구이지 누구겠어요? 커플을 이루는 것도 사랑하는 방법이자, 자기를 사랑하는 방법이죠.

여섯 번째 꽃은 가시가 달린 장미 한 송이에요. 사랑은 **만족-좌절**이 동시에 있는 이자관계지요. **나를 만족시키기도 하고 좌절시키기도 하는 그 사람을 난 사랑해요**. 그는 나를 만족시키지만 내게 특별하다는 사실 하나만으로, 나를 제한하고 내 욕구들을 억누르고 나를 좌절시키고 나를 성가시게 하고 화나게 만들고 가끔은 나를 괴롭히는 사람이기도 하죠. 그는 지금까지 사귄 사람 중 최고로 사랑스러운 사람이자 최악의 파트너지요. 아니나 다를까 그는 두 얼굴의 요정이에요. 내게 날개를 달아주다가도 어느새 또

끊어버리죠. 아시다시피, 사랑은 고통을 안겨주는 달콤한 신경증이죠.

일곱 번째 꽃에도 가시들이 있는데, 그건 바로 **죄책감**이에요. **그를 아프게 하거나 아프게 하려고 생각하면 죄책감이 드는, 바로 그 사람을 난 사랑해요**. 사랑하는 사람에게 미안함을 느낀다는 건 내가 사랑하고 있음을 확증해 주는 가장 분명한 신호예요. 그 사람 때문에 아파한다는 건, 모든 감정 중에서도 가장 관계를 지속시키는 감정이지요. 사랑의 모든 꽃들이 시들었을 때, 바로 그때 죄책감의 꽃송이는 피어나고 결코 시들지 않죠.

여덟 번째로 뽑은 꽃은, 사랑하는 사람의 안녕을 염려하는 **간절함**이에요. 사랑은 항상 복구를 동반해요. 그래서 사랑하는 사람이 곤경에 처했거나 연약하고 아플 때는 그를 돌보지요. 상대를 돌본다는 것은 서로를 연결하는 관계를 돌본다는 뜻이기도 하죠. 간절함은 근본적으로 사랑 자체에 대한 충성됨과 다름없어요. 그러므로 우린 이렇게 말할 겁니다. **"나는 내가 돌보고 또 나를 돌보는 그 사람을 사랑해요. 무엇보다 우리가 함께 이룬 이 관계를 사랑하지요."**

아홉 번째 꽃송이는 **달래줌이에**요. **내 불평을 들어주고 내 근심을 덜어주는 그 사람을 난 사랑해요**. 내가 사랑하는 그는, 나를 안심시키는 말을 찾아낼 줄 알고, 나를 누그러뜨리는 침묵도 지킬 줄 알지요.

열 번째 꽃송이 또한 가시 달린 장미예요. 이것은 **버려지는 두려움**이죠. 묘하게도, **나는 나를 떠날까 봐 두려운 그 사람을 사랑해요**. 심지어 이렇게 말할 수도 있어요. 그 두려움이 사소하고 일시적이라 해도, 사랑하는 그가 나를 버리지나 않을까 내가 두려워하지 않는다면, 나는 그를 진정으로 사랑하는 것이 아니에요. 사랑 안에는 버려지는 두려움이 내재돼 있죠. 더 많이 사랑할수록, 사랑하는 것이 행복할수록, 언젠가 버려짐을 뜻하는 그 고통 또한 훨씬 크죠.

열한 번째 꽃에도 가시가 있어요. 이건 **질투예**요. 이것 또한 묘한데, **나를 질투 나게 하는 그 사람을 난 사랑해요**. 질투는 종종 그 결과가 황폐하지만 완전히 정상적인 감정이에요. 질투가 없다면 진정한 사랑이라 할 수 없죠. 왜일까요? 사랑은 소유욕이 당연하고, 배타성을 요구하니까요. 따라서 질투는 건전하고 물리칠 수 없는, 애정 어린 소유욕의 심화라 할 수 있죠.

열두 번째 꽃송이는 **의존성**이에요. 나는 **사랑하는 그 사람을 의지해요**. 대부분의 사람들이 생각하는 것과는 달리, 의존성 없이는 사랑도 없어요. 사랑이 연결이라면, 의존성은 그것을 굳건히 하는 시멘트지요. 그런데 어떤 의존성일까요? 사랑의 의존성에는 두 가지가 있는데, 이 둘을 구분해야 해요. 커플 안에서 질식되는 느낌이 끔찍하고 자유를 놓치고 싶지 않다면 이는 해로운 의존이에요. 사랑하는 사람에게 자신이 의존돼 있는지 아닌지가 궁금하지 않다면 이것은 건전한 의존성이죠. 의존을 경험하면서도 그것이 행복하다면, 깊이 사랑하고 있는 것이고 의존하는 대상에게 종속되는 걸 두려워하지 않을 만큼 나 자신과도 잘 지내고 있는 거예요.

이제 마무리해 볼까요. 사랑하는 그 사람을 성적으로 욕망한다면, 내가 그를 존경한다면, 싸우고 나서 화해할 줄 안다면, 그에게 상처 주었을 때 죄책감을 느낀다면, 그를 돌보고 그를 잃어버리는 것이 두렵다면, 그가 곁에 있을 때 나 자신이 흡족하다면... 무엇보다도 이 모든 설렘 속에서 그를 향해 내가 날아오른다면, 나는 사랑에 빠진 남자 혹은 여자라 할 수 있어요.

마지막으로, 많은 내담자들이 저에게 묻는 질문에 대답하고 싶어요. 요즘은 점점 더 많은 커플이 만났다가 헤어지는데, 이런 일시성은 사랑 자체의 속성일까요? 커플의 사랑은 시간이라는 시련을 통과할 수 있나요? 단연코 전 말해요. 의심치 마시라. 사랑은 지속될 수 있어요! 요즘은 서로 자유롭게 만나고 열정적으로 선택도 하지만 사소한 다툼에도 헤어지는 것이 사실이에요. 첫눈에 반해 놓고선 충동적으로 헤어지죠. 더 이상은 커플 구성원들이 서로 유대를 세우고 이를 굳건히 하는 데 시간을 들이지 않는다는 듯이... 둘이 함께하는 삶은, 계속해서 양분을 줘야 하는, 살아있는 유기체와 같지요. 햇볕과 눈 맞춤과 인내심, 특히 인내를 필요로 하는 식물이지요. 가끔 이 식물은 너무 빨리 시들어버려요. 어떨 때는 힘차게 자라지요. 두 사람이 이 사랑의 관계를 어떻게 보존하느냐에 달렸어요. 그런데 이 관계를 잘 보존하려면, 무엇보다 사람의 감정은 시간에 따라 변하고 성장한다는 걸 알아야 해요. 20대의 사랑법과 60대의 사랑법이 다르다는 것은 명백해요. 또 사랑의 관계도 초반과 중반과 후반이 매우 다르죠. 초반에는 같이 있는 행복처럼, 이루고 싶은 계획들이 주를 이루다 불가피한 환멸이 뒤따르면서 서로에게 맞출 필요가 생기지요. 그리고 새로운 상황에서 사랑하는 사람의 새로운 면모를 재발견하게 되죠. 이렇게 사랑은 진화해요. 삶의 여정에서 각자가 정신적 신체적으로 변형을 가져오는 역경을 겪는다는 것은 두말할 필요도 없지요. 견고한 커플을 이루는 비결은 파트너를 예기치 않은 변수 상황에서도 동반하는 것이에요. 파트너의 새로운 리듬에 자기 자신을 맞추는 댄서처럼 말이죠.

5장을 마치면서 부부 위기와 커플의 지속 기간에 관한 실질적인 설명을 더하고 싶어요. 위기 없는 커플은 없어요. 위기란 둘이 함께 힘겨운 균형을 맞춰나가는 삶의 일부지요. 문제는 위기들을 피하는 것이 아니에요. 위기는 불가피하니까요. 이런 위기들을 극복하고 평화를 되찾는 걸 배우는 것이 문제죠. 위기를 극복하기 위한 첫 번째 규칙은 서로 삐지지 않는 거예요. 분노가 당신을 30분 이상 지배하도록 놔두지 않고 일상의 몸짓을 재빨리 되찾는 거예요. 노여움만큼 사랑을 좀먹는 것도 없어요. 당신의 커플이 지속되길 바란다면, 이 커플이 지속될 건지 묻지 마시고, 얼마나 지속될지도 묻지 마세요. 자신이 행복한지를 묻는 사람들에게도 저는 똑같이 대답해요. 그들에게 저는 말하죠. “당신들이 행복한지 묻지 마세요. 그것을 궁금해하면 부정적인 답을 하게 되고 불안해져요.” 요컨대, 신비하거나 불길한 구름을 보려고 눈을 들어 하늘을 쳐다보지 마세요. 그냥 머리를 숙이고 길을 보며 나아가세요. 당신 곁에서 걷고 있는, 당신이 사랑하고 또 당신을 사랑하는 그 사람의 발자국 소리를 들으면서 말이죠.

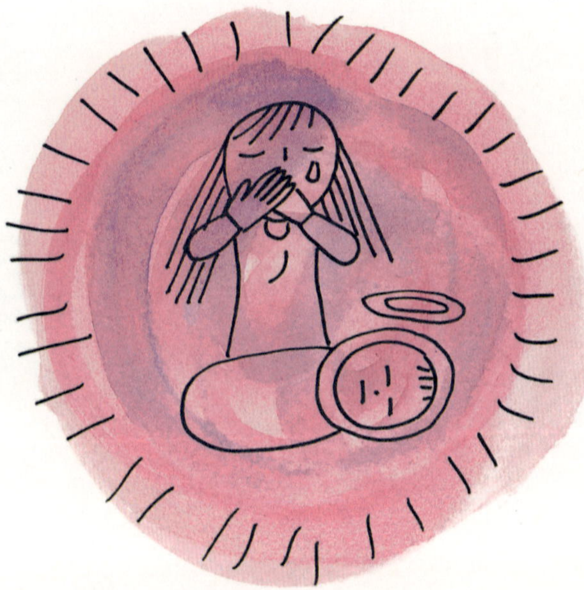

6

"우리 아기가 죽었어요!"

지금부터 들려드릴 이야기는 비극적인 이야기예요. 충격 속에서 제가 직접 목격한 삶과 죽음과 애도의 이야기지요. 벌써 십년도 더 되었는데, 분석가이자 한 아버지인 제겐 결코 지울 수 없는 기억으로 남아있죠. 여러분이 읽을 이 이야기는 슬프고, 쓰기에도 힘든 이야기예요. 그렇지만 여러분이 잘 이해하실 수 있게 다시 이 사연을 여러분과 함께 되짚어 보려고 해요. 아들을 출산하고 3일 뒤에 아기가 죽었다는 기막힌 소식을... 의사에게서 전해 듣고 무너져버린 아기 엄마, 엘렌의 이야기예요.

자초지종부터 시작해보죠. 37세인 엘렌은 부동산중개사 사장으로, 파리에서 남편과 살고 있어요. 그 남편은 고등학교 이탈리아어 교사고요. 그녀는 어떤 치료도 소용없고 원인도 알 수 없는 불임으로 인한 불안 때문에 저를 찾아왔지요. 반복되는 시술에도 불구하고 엘렌은 언젠가 엄마가 될 수 있다는 희망을 놓지 않았어요. 우리는 2년간 분석치료를 통하여, 불임의 심리적 원인들을 찾아보고 부부의 애정생활에 그것이 미치는 영향들을 다루어 보았어요. 우리 분석가들은 불임이 얼마나 성욕을 감소시키고 성적 자발성에 찬물을 끼얹는지 잘 알죠. 저는 내담자들의 커플생활을 대할 때 배우자들이 느끼고 생각하는 것에 매우 주의해요. 엘렌의 경우는, 출산 계획에 있어서 그녀의 남편이 갖는 함의, 그리고 의료 시술의 도움을 받는 것이 지니는 함의를 꼭 염두에 두죠. 불임의 문제는 차치하고, 우선은 엘렌이 과거에 겪은 힘든 사건들을 다루었어요. 막연하지만 임신을 늘 기대하면서요.

분석을 시작한 지 2년이 지난 어느 날 아침, 상담하러 온 엘렌이 카우치에 눕기 전 만면에 희색을 띠고 저를 쳐다보며 환호해요. "해냈어요! 임신요! 저 임신했다구요, 박사님!" 임신을 고대하던 모든 사람들과 마찬가지로 저도 기쁨을 함께 나눴어요. 무엇보다도 저는 아내와 항상 함께하던 엘렌의 남편 루카가 생각났어요. 불임치료의 권위자인 그 유명한 산부인과의사도 떠올랐지요. 그 후 아홉 달 동안 우리는 강렬한 시간들을 지났어요. 엘렌은 건강에 문제가 생기지나 않을까 걱정하면서도, 경사스런 그날이 다가

오자 흥분을 금치 못했죠. 드디어 출산일이 되고 그녀는 멋진 아들을 낳았어요. 그날, 그토록 고대하던 그날 엘렌은 병원에서 저에게 전화를 걸어와, 몹시 격앙된 목소리로 아들의 출산을 자랑스럽게 알렸지요. 아이 이름은 이탈리아 국적인 아빠의 조상들을 기려 엔조라고 지었대요. 행복에 겨워하는 그녀에게 저도 따뜻한 축하의 말을 전했죠.

사흘 뒤 엘렌에게 또 한 번 전화가 왔는데, 이번엔 분위기가 전혀 달랐어요. 들릴까말까 한 목소리로 엘렌이 흐느꼈어요. "박사님, 우리 아기가 죽었어요!" 제가 소리쳤지요. "뭐라고요? 무슨 말씀이에요?" "간밤에 신생아실에서 엔조가 죽었어요. 무슨 영문인지 아무도 몰라요." 너무 황당한 소리에 저는 그저 말문이 막혔어요. "아냐! 말도 안 돼!" 제가 좀더 알아보려고 했을 때는 이미 엘렌이 전화를 끊은 뒤였지요. 그 뒤 수주일 동안 그녀는, 예상하던 대로, 더 이상 소식이 없었어요. 제 경험상, 갑자기 상실을 경험한 사람은, 소중한 그 사람이 살아있던 시절과 자신이 행복해하던 시절을 본 사람과는 전혀 만나고 싶어하질 않아요. 저는 이 내담자가 상담에 다시 오지 않을 거라 생각했어요. 저는 불임과의 전쟁, 임신의 승리, 출산의 기쁨, 그리고 이제는 생각할 수도 없는 극심한 상실의 고통과 긴밀히 연결돼 있었으니까요. 이런 큰일 뒤

에 그녀가 분석작업을 계속할 것 같지가 않았죠, 그런데 현실은 전혀 달랐어요,

실은 엔조가 죽고 몇 주 후 엘렌이 전화를 걸어와 놀랍고도 반가웠어요. 그녀가 다시 상담을 신청했고, 우리는 당장 그날 저녁에 보기로 했죠. 대기실에서 만난 그녀는 괴로움으로 앙상해 있었어요. 혼자는 거동도 할 수 없어 친구랑 함께 와있었지요. 엘렌은 영혼 없는 몸뚱이를 질질 끌고 소파에 가서 털썩 앉았어요. 그리고 풀죽은 채로 말했어요. “전 다 잃었어요. 저를 바라보던 아기의 진푸른 눈, 그 기억밖엔 남은 게 없어요. 그 형상만 머릿속에서 계속 맴돌아요. 하지만 아이는 죽고 없죠.” 제가 물었어요. “무슨 일이 생긴 거예요?” “아무도 몰라요. 제가 밤에 자는 동안 아기가 신생아실에서 죽었어요. 새벽에 의사가 와서 아무 이유도 못 대고 아기가 죽었다고 했어요. 전 혼비백산했죠! 박사님께 말하는 이 순간도 아기가 떠나고 없다는 게 믿기지 않아요. 근데 정말이지, 그 소아과의사가 그냥 내버려뒀다면 저는 죽은 아기와 오래오래 병실에 머물렀을 거예요. 아기를 가슴에 끌어안고 어르며... 오랫동안 함께 잠들었을 거예요. 아주 오랫동안...” 흐느낌에 목이 매여 그녀는 갑자기 말을 잃었지요. 아기와 함께 죽을 작정인 이 엄마의 울부짖는 말에 저는 간담이 서늘했어요. 하지만 엘렌

은 죽기를 원치 않았고, 자살이란 말도 꺼내지 않았어요. 다만 숨진 자신의 아기를 영원히 껴안고, 그에게 다시 생명을 불어넣고자 했지요.

여기서, 엘렌이 겪고 있는 애도의 성질에 대해 잠시 볼까요. 아무리 고통스럽다 해도 애도는 질병이 아니고 우울증도 아님을 아셔야 해요. 물론 아이가 떠남으로써 엘렌은 엄청난 충격을 입었지만, 자존감은 유지하고 있었죠. 그녀에겐 우울증의 전형적인 증상인 자기 증오나 자살 생각이 없었어요. **애도**의 경우, 애도 중인 사람은 자존감을 유지해요. **우울증**의 경우, 우울증 환자는 자존감을 상실하죠. 극한의 우울증인 **멜랑콜리**의 경우, 멜랑콜리 환자는 자기 증오로 인하여 파괴돼요. 요컨대, **애도**의 경우는 엘렌의 사례처럼 자존감이 보존되고, 우울증의 경우는 자존감이 상실되며, **멜랑콜리**의 경우는 자기 증오가 자아를 파괴시키지요.

죽은 아기와 병실에 오래 머물고자 했던 엘렌의 묘한 욕구에 대해 한마디 할게요. 병원에서 사산되거나 출산 후 짧은 시간 안에 사망한 아기들의 사례를 연구한 많은 학자들은 신생아실 응급 처지 담당 직원들에게, 아기를 잃은 부모들이 죽은 아기와 긴 시간을 함께 머물고 아기를 만지고 뽀뽀하고, 엘렌이 바랐던 것처럼 가슴에 껴안게 하라고 권유해요. 동일한 취지에서 저 또한 애도 중인 부모들이 묘비에 아이 이름을 새기고 묵념함으로 어린 고인의 장례를 치르는 것의 중요성을 강조하고 싶어요. 부모들에게 이 장례식이 없어선 안 돼요. 그래야 부모가 자식이 완전히 떠났음을, 이제부터는 그를 마음으로만 사랑할 수 있음을 깨달을 수 있어요. 장례식은 애도 중인 모든 사람에게, 사랑하는 그 망자의 몸이 존숭의 이미지로 바뀌는 것을 의미한다고 할 수 있어요. 태곳적부터 인간에겐 의례와 상징과 언어에 대한 욕구가 있었다는 것을 우린 잘 알고 있죠. 상징은 무엇일까요? 상징은, 그것이 무엇이든지, 어떤 다른 것을 대신하여 그것을 나타내는 거예요. 장례와 영결식도 마찬가지로, 우리가 여전히 사랑하는 그 상실된 존재를 나타내는 신성한 상징이죠.

장례에 대해 말하다 보니, 최근의 한 추억을 여러분과 나누고 싶군요. 이번 여름휴가 때 브르타뉴 지방의 한 조촐한 묘지에 들어가서 편백나무 그늘이 드리워진 무덤들 사이를 걷고 있는데, 갑자기 하얀 대리석 묘비가 눈에 띄었어요. 그 묘비에는 너무 감동적인 글이 금색 글씨로 이렇게 쓰여 있었죠. **"나는 8개월 된 아기예요. 평범한 삶의 기쁨과 아픔을 알 도리 없이 이 세상을 떠나요."** 저는 눈을 떼지 못하고 그 문구를 읽고 또 읽었어요. 죽은 아기가 우리 산 자들에게 말을 거는 소리를 들었죠. 사망이 생명에게 말을 걸고 있었지요.

이제, 분석을 재개하기 위하여 엘렌이 저를 보러 온 그 저녁시간으로 돌아가 보죠. 초췌한 모습으로 소파에 처박힌 그녀를 보며 저는, 이제 막 자녀를 잃은 엄마가 느끼는 극한의 아픔은 몸속 뼈가 다 으스러지는 느낌이 아닐까 싶었어요. 그 순간은 애도에 대한 저의 모든 지식도, 고통에 찢긴 그 여성 앞에서는, 아무 소용없는 것 같았어요. 우리는 시선이 교차하면 서로 피했어요. 그녀는 피곤함 때문에, 저는 삼감으로... 몇 마디 대화 외엔 겨우 접점만 유지하고 있었죠. 우리는 함께 취약해지는 것에 만족했어요. 엘렌은 형언할 수 없는 비탄에 짓눌려 있었고, 저는 얼어붙어서 무슨 말을 어떻게 해야 할지 모른 채 영혼이 산산이 부서진 이 엄마가 느낄 법한 것을 느껴보려고 애쓸 뿐이었어요. 그녀의 아픔을 상상하고 저도 함께 느낄 수 있다면 적당한 위로의 말들이 떠오를 테니... 그러면서도 저는 엘렌의 이 고통이, 견디긴 힘들어도, 생명의 안간힘이자 광기에 대한 보호막임을 알고 있었죠. 애도의 고통이 존재의 경련이라면, 광기는 존재의 파열이지요. 엘렌이 굉장히 힘들었던 것은 사실이지만 그녀는 미친 게 아니에요. 그럼에도 아기가 죽은 후 그녀는 이성을 잃을까 봐 자주 두려워했어요. 일시적인 환각들이 있었기 때문이죠. 애도 중인 사람의 고통은 너무도 강렬하여 때로는 환각이나 일시적인 망상의 형태를 띠기도 해요. 정신병동에 입원할 필요까지는 없더라도 말이죠. 어떤 회기 하나가 떠올라요. 그 상담에서 엘렌은 전날 저녁 자신이 집에 혼자 있다가 아기의 현존을 너무도 강하게 느껴 실제로 방안의 큰 침대에서 아기가 엄마를 뚫어져라 쳐다보는 것을 두 눈으로 똑똑히 봤다고 했어요.

다시 만난 그날 저녁 이후 엘렌은 정규 상담을 재개했어요. 그리하여 분석 기간 동안 그녀의 애도 과정을 제가 동반할 수 있었죠. 아들을 잃은 엄마에게 애도 과정은 끝이 없을 테지만요, 그런데 애도란 무엇일까요? 자존감에 대하여 말할 때, 저는 애도와 우울증과 멜랑콜리를 구분했어요. 이제 엘렌과의 작업에서 제가 무엇을 목표로 하는지 여러분이 아실 수 있도록, 애도의 두 가지 정의를 제시해 볼게요. **애도는 시간이다. 우리가 사랑했고 여전히 사랑하는, 잃어버린 그 대상 없이도 살아가는 것을 받아들이는 데 걸리는 시간.** 지금은 떠나고 없는, 사랑하는 그 사람 없이도 살아가는 걸 받아들인다는 건 그 사람을 잊어버린다는 뜻이 아니에요. 오히려, 여전히 그 사람을 사랑하지만 다른 방식으로 사랑한다는 뜻이죠. 그러므로 애도의 두 번째 정의는 이래요. **애도는, 떠나**

간 존재를 다른 방식으로 사랑하는 법을 배우기까지 필요한 시간이다. 그가 살아있던 때와는 다르게 그를 사랑하는 법을 배우기까지 걸리는 시간이다. "살아계실 때 저는 아버지를 사랑했어요. 아버지가 안 계신 지금도 여전히 그를 사랑하지만 다른 방식으로 사랑하죠." 엘렌이 분석치료를 통해 갖춰야 할 두 가지 태도는 바로 이런 거예요. 엔조 없이 살아가는 데 점점 익숙해지기, 그를 마음으로 사랑하는 법을 배우기. 엘렌이 분석을 재개한 뒤로 2년 동안 우리는 다양한 문제들을 상담에서 다뤘어요. 이 기간에 저의 목표는 엘렌이 삶에서 생기는 일들을 차분히 받아들이도록 돕는 거였죠.

제 기억에, 우리가 분석시간에 거듭 다루었던 중요한 주제들은 이런 거였어요. 자신의 일부가 갑자기 뽑혀나가는 것처럼 경험된 아기의 죽음, 이 죽음은 부당하다는 정서('왜 나여야 하나? 왜 우리여야 하냐?' 고 그녀가 반복해서 말함), 다른 사람들의 존재를 못 견디는 것('다 성가셔요! 하고 그녀가 불평함). 함께 거듭해서 다룬 또 다른 주제 는, 무능함이 의심되는 의사들에 대한 분노, 나쁜 병원을 선택했다는 후회 등이었죠. 여러 회기를 할애하여 다룬 또 다른 주제는, 다 그만두고 혼자 슬픔에 젖고 싶은 욕구였어요. 엘렌이 말했어요. "이상한 게, 울면 더 나아져요. 제 서글픔은 죽은 아들에 대한 경의의 표

시니까요. 아파하는 한 저는 이 아이를 잊지 않고 항상 사랑할 테니까요. 제 슬픔이 저의 사랑이에요." 홀로 떨어져 슬픔에만 젖고 싶은 이런 욕구 때문에 엘렌은 남편을 견디기 힘들어하곤 했어요. 이건 부부 사이에 긴장을 유발했지요. 그래도 지난 2년간 우리가 분석에서 다루었던 가장 민감한 문제는 새로운 임신 계획이었어요. 처음 엘렌과 만났을 때, 계속 그녀가 입에 올렸던 말은 "아기를 갖고 싶고, 그렇게 될 거예요!"였어요. 그런데 아들을 잃고 난 지금은 엄마가 된다는 생각이 공포를 불러왔죠. 엘렌과 루카는 다시 아기를 갖고 싶다는 마음과, 위험을 무릅쓰고 또 임신하는 것의 두려움 사이를 오갔지요.

그 당시는 엘렌도 많이 좋아진 상태였는데, 한번은 상담 중에 엘렌이 시동생에 대한 분노를 터뜨렸어요. 시동생이 또 한 번 형수를 위로한답시고 한 말이 엘렌에게 깊은 상처를 준 거였지요. "긍정적으로 생각해 봐요. 다른 애를 낳으면 잊혀요. 아직도 안 늦었다고요!" 마음을 상하게 하는 그의 말이 엘렌을 짜증나게 만들었죠. 저는 엘렌의 화가 전적으로 이해되었어요. 위로한답시고 건넨 시동생의 말을 엘렌은 죽은 아기를 잊으라고, 아기를 배반하라고 부추기는 말로 여겼던 거죠. 화가 난 엘렌은 세상을 향해 이렇게 외치는 것만 같았어요. "난 아기를 잃었어요. 하지만 걔는 내

마음속에 살아있어요. 그런데 당신들은 나더러 아이를 잊으라는 거잖아요. 아이더러 두 번이나 죽으라는 거잖아요! 안 돼요. 절대 안 된다고요." 그 회기를 통하여 저는 애도 중인 사람이 얼마나 그 고통을 유지하고 싶어하는지 더욱 잘 알게 됐지요. 그 고통은 사랑의 외침이자 망자에 대한 충성스러움의 증거니까요.

상담을 하다가 제가 전혀 다른 방식으로 개입했던 어떤 순간이 생각납니다. 그때를 기점으로 우리의 상담은 종결 단계로 접어들게 되었어요. 엘렌은 카우치에 누워, 삶의 의욕을 다시 찾은 사람의 말투로 제게 이야기하고 있었어요. 저는 청취에 몰입하며, 그녀의 질문 중 하나에 답하다가 자연스럽게 이런 말이 나왔어요. "왜냐하면 두 번째 아이가 태어난다면, 그러니까 엔조의 남동생이나 여동생..." 제가 말을 마치기도 전에 엘렌이 대꾸했지요. "어머, '엔조의 남동생이나 여동생' 이란 말은 처음 들어봐요. 제 마음이 한결 가벼워져요." 저는 즉각 화답했지요. "지금 엔조가 어디에 있건, 언젠가 자기에게 남동생이나 여동생이 생긴다는 걸 안다면 분명히 좋아할 거예요." 저도 이 말이 즉흥적으로 나와서 놀랍고 흐뭇했어요. 떠나버린 그 사랑하는 자를 배반한다는 죄책감을 느끼지 않고도 다른 사람을 사랑할 수 있을 때, 애도자의 슬픔이 누그러진다는 저의 생각을 이렇게 짧은 말로 전할 수 있었으니까요.

저의 말에 엘렌도 미래에 태어날 아기가 엔조의 자리를 대신할 일은 없다는 걸 이해했어요. 엔조는 루카와 함께 그녀가 낳은, 대체가 불가능한 첫 아이로 영원히 남을 것임을요.

몇 달 뒤 우리는, 필요해지면 다시 정기적으로 보더라도, 분석을 멈추기로 했어요. 치료를 마친 환자들과 저는 보통 이런 방식으로 해요. 분석을 마친 뒤에는 단 한 번이라도 언제든지 만남에 대해서 저는 열려있다고, 한 번 다시 만났다고 분석을 재개한다는 뜻은 아니라고 내담자들에게 말해두죠. 분석을 종료할 즈음 엘렌은 훨씬 나아져 있었어요. 두 번째 임신까지 결심한 것은 아니었지만요. 새로 아기를 갖고 싶다는 욕망보다는 또다시 트라우마를 겪는 것에 대한 두려움이 더 컸지요. 직업적인 면에서 엘렌은 직업 전환을 꿈꾸었어요. 부동산중개사무소를 접고, 갤러리를 소유한 어릴 적 친구의 권유대로 새 갤러리 공간을 열어볼 생각이었죠,

이 6번째 이야기는, 상담을 끝내며 엘렌이 제게 했던 감동어린 말을 전함으로써 마칠까 해요. 마지막 회기를 마치고 나가기 직전에 엘렌이 문 앞에서 제게 이렇게 말했어요. "박사님, 아들의 죽음은 저의 평생에 중대 사건이고 또 그렇게 남겠지만, 이 사건이 제 삶의 전부는 아니라는 걸 깨달은 그날... 저의 슬픔도 진정됐던 거

같아요. 이제는 끔찍했던 그날 밤의 기억이 더 이상 저를 엄습하지 않아요. 요즘은 엔조만 생각하면서 일하지 않아요. 제가 죽는 그 순간, 아들이 바로 제 곁에 있을 테니까요."

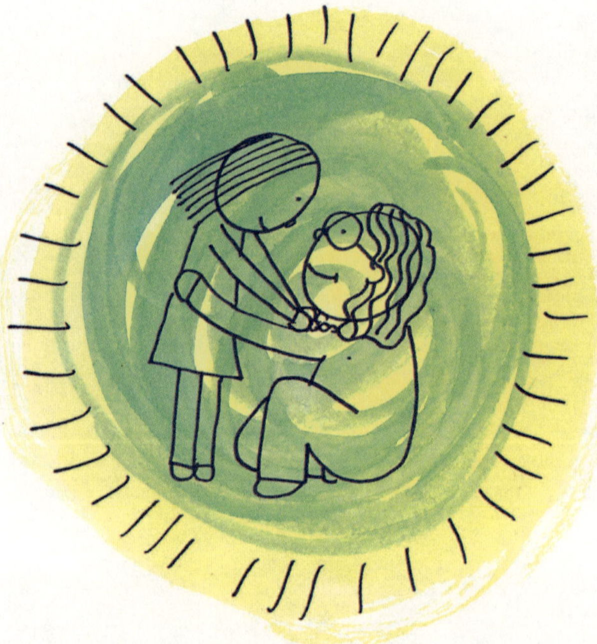

7

돌토의 치료 비결
“훈다야, 네게 뭐라고 말해야 할지 모르겠어!”

여기서 1988년에 소천한 한 천재 여성이자 정신분석학의 거장을 소개하게 돼 영광입니다. 그녀는 바로 프랑수아즈 돌토예요. 소아과 의사이자 정신분석가였던 돌토 선생님은 아동들에 대한 열정이 대단했지요. 돌토는 아동을 미숙한 성인이 아니라, 하나의 온전한 인격으로 생각했어요. 저에겐 스승이자 친구였던 돌토를 회상하니 감개가 무량하군요.

프랑수아즈 돌토가 탁아소 아이들을 〈공개 진료〉 할 때 그 어린 손님들을 어떻게 대했는지 여러분에게 알려드리고 싶어요. 그녀의 비결을 여러분이 아실 수 있게요. 제가 '비결' 이라고 말한 건 그녀의 치료법은 효과가 너무 컸기 때문이에요. 젊은 정신분석가 그룹 앞에서 돌토가 어린 환자에게 말을 걸고 그의 말을 듣던, 그

경이로운 회기들에 저도 영광스럽게 참석할 수가 있었는데, 그 광경에 대한 기억은 아직도 생생하고 놀라워요. 당시 회기마다 중대한 지점에서 돌토가 어린 환자들에게 건네던 그 놀라운 말들을 즉석에서 받아쓴 파란 노트를 저는 아직도 간직하고 있지요. 노트를 다시 보면서 돌토가 한 놀라운 말들을 여러분과도 나누고 싶어졌어요. 그 말들은 어린 환자들뿐 아니라 그곳에 참석하고 있던 분석가들에게도 대단한 효과가 있었어요.

그 대단한 순간들을 다시 맛보기 전에, 우선 여러분께 그 〈공개 진료〉에 대해 설명을 좀 해드릴게요. 그 〈공개 진료〉는 파리 뤽상부르 공원 근처의 작은 교실에서 1985~1988년에 열렸어요. 프랑수아즈 돌토는 금요일 아침이면 그곳에서 사랑이 부족한 어린 아이들을 만났지요. 트루쏘 병원 소아정신과에서 30년간 공식 의료를 수행한 뒤에, 돌토는 앙토니市 탁아소 아이들만을 진료하기로 마음먹었어요. 그 탁아소는 몇 개월 안 된 유아들로부터 4세까지의 아동을 받는 시설이었는데, 아이들은 방임과 학대의 피해자들로 대개 정신질환을 앓고 있었죠. 가족과 떨어져 재배치나 입양을 기다리던 아이들은 2주에 한 번씩 보육교사를 따라 이 〈공개 진료〉에 나왔고, 아이들이 요구할 시는 보육교사도 진료를 참관했지요. 평균 몇 달이었던 치료 기간은 병의 예후나 탁아소 거주 기간에 따라 1~2년까지로 연장됐어요. 아이가 입양될 경우엔 양부모를 초대하여 치료를 계속 해나갈 수 있도록 그들의 동의를 구했죠.

이 〈공개 진료〉가 매우 독창적이었던 건, 프랑수아즈 돌토가 취한 두 가지 조치 때문이었어요. 첫째는 트라우마를 심하게 입은 탁아소 아이들을 분석했다는 점이고, 둘째는 분석가 그룹에게 아동 분석 훈련을 시켰다는 점이에요. 분석가들은 공개 회기를 참관하며, 공동 치료자들처럼 치료에 개입할 수도 있었어요. 저희 분석가들은 이미 성인 환자들을 치료하고 있는 훈련된 전문가들이었어요. 돌토는 더 까다로운 아동 분석에 임하기 전에 분석가들이 성인들을 치료할 필요가 있다고 확신했었지요. 보통은 어린 환자들이 경청하기가 더 쉽고 놀아만 주면 치료가 된다고 생각하는데, 이건 잘못된 생각이에요. 놀기 위해 놀아선 안 되고, 분석하기 위해 놀아야 하죠! 어떤 아이들과는 함께 노는 즐거움에 빠져, 아동의 무의식을 포착하는 핵심 목표를 놓쳐버리기도 해요, 아동의 무의식을 포착한다는 건 그림이나 만들기나 놀이를 통하여 아동에게서 보이는 병든 감정을 알아차리는 거예요. 아동의 무의식을 포착하는 것이 우리의 목표이고, 놀이는 이 목표를 이루는 수단에 불과해요. 우리는 이 무의식을 간파해내기 위해 놀이를 하죠. 훌륭한 아동 분석가가 되기 위해서는 먼저 탁월한 성인 분석가가 되어야 해요. 훌륭한 아동 분석가는 어린 환자들과 놀 줄도 알지만 무의식의 그 찡그림을 결코 놓치지 않죠. 그런데 '아동 분석가'라는 표현은 수정해야 마땅해요. 엄밀히 말하여 아동 분석가와 성인 분석가를 구별해선 안 되거든요. 왜일까요? 우리가 맞이하는 환자들의 나이가 어떻건, 노인이건 젖먹이건, 우리가 만나는 사람은 항상 상처받은 아이니까요. 본질적으로는 이렇게 말하는 것이 최선이죠. **"성인 정신분석가, 청소년 정신분석가, 커플 정신분석가, 가족 정신분석가가 따로 없다. 단지 정신분석가가 있을 뿐이다. 아동기부터 지금 당신 앞에 앉기까지, 내담자의 삶을 관통해 흐르는, 그 시간을 초월한 감정과 작업하는 분석가가 존재할 뿐이다."** 예를 들어 엄마에게 유기된 아동을 만난다면, 20년 뒤 공황장애를 겪는 청년이 된 이 아동을 만난다면, 저는 청년 안에서 그가 엄마와 떨어질 때 경험한 아픔을 포착하고, 내 안에서도 그 아픔을 느껴보려고 할 거예요. 이 사례에서 제가 지각하는 일관된 감정, 즉 그 사람 안에서 시간을 초월해 흐르는 쓰라린 감정은 바로 분리의 고통이에요.

다시 〈공개 진료〉로 돌아가 보죠. 회기들이 어떤 구조로 진행되었는지 그 교실로 같이 한번 가볼까요? 돌토 선생님은 작은 탁자에 아이와 마주보고 앉아요. 보육교사가 어린 내담자를 동반하기도 하죠. 참관분석가들인 우리는 돌토 선생님 뒤쪽에 반원 형태로 앉아요. 작은 탁자 위에는 다양한 물건들이 놓여 있어요. 백지, 큰 수성펜, 찰흙, 잡다한 장신구와 색연필로 가득한 오래된 양철 비스킷 통... 색연필들은 항상 심이 깨져 있었는데, 프랑수아즈 돌토는 손가방에서 손칼을 꺼내어 그 색연필들을 깎는 걸 즐겼어요. 색연필을 깎는 동안 돌토는 아이가 그림 그리기나 찰흙 만들기에 전념하도록 했어요. 5세였지만 항상 아기처럼 행동했던 셀리아가 생각나네요. 셀리아는 끊임없이 돌토 선생님의 관심을 받으려 했고, 자신이 만드는 찰흙 작업에 선생님이 아무 말도 안 해준다고 삐져 있었어요. 그러면 프랑수아즈 돌토는 색연필을 하나 꺼내어 깎기 시작하고, 거기 굉장히 몰두하는 척했어요. 셀리아가 너무 성가시게 하면, 돌토는 이렇게 대꾸했죠. "네 작업부터 끝내야지! 각자 자기 일을 하는 거야. 나는 색연필을 깎을 테니 너는 네 찰흙인형을 완성하렴!"

어린 내담자들은 30분마다 한 명씩 새롭게 등장했어요. 두 회기씩 마친 다음, 프랑수아즈 돌토는 자신이 방금 아이들과 나눈 대화에 대해 논평할 시간을 우리에게 주었어요. 우리는 방금 보고 들은 것을 가지고, 돌토 박사에게 왜 어떨 때는 아이에게 말을 하고 어떨 때는 입을 다무시냐고 물었어요. 우리에겐 살아있는 대가의 따끈따끈한 가르침을 받을 수 있는 대단한 기회였죠.

회기의 시작과 끝은 우리 분석가 그룹이 그 신호를 주었어요. 어린 내담자들은 교실로 들어올 때 우리 보고 "안녕하세요" 했고, 나갈 때는 우리 보고 "안녕히 계세요" 했기에 우리도 그에 화답했지요. 처음 나오는 아이에게는 우리 분석가들의 존재에 대해 돌토가 이렇게 설명했어요. "애야, 여기 신사숙녀 분들 보이지? 네가 더 행복해지도록 함께할 분들이야." 이따금 돌토는 회기 중에 우리 쪽으로 돌아서서, 마치 오케스트라 지휘자처럼, 〈프레르 자크〉 같은 동요를 코러스로 부르게 했어요. 어떨 때는 여자들만 노래했고, 어떨 때는 모두가 한목소리로 합창을 했죠. 매번 우리는 공유하는 음악의 공명 가운데서 아이의 무의식에 직접 연결되는 느낌이었어요. 우리 앞의 아이도 우리 목소리에 공명하며 놀라워했지요. 돌토는 우리더러 노래하게 하면서, 상담 중 바로 그 순간에 우리의 노랫소리가 아기 시절에 불행했던 그 아동에게 안녕감을 불러온다는 것을 아는 것만 같았어요. 단연코 그 아이들은, 남아건 여아건, 엄마가 부드러운 목소리로 얼러주거나 단호한 목소리로 안심시켜 주는 것을 경험하지 못했죠. 특히 옆방에서 엄마아빠가 이런저런 주제로 대화하는 소리에 잠이 드는 달콤한 무사태평을 경험한 적이 없지요. 어린 내담자의 감정을 건드리는 우리의 목소리의 마법에 대해 저는, 우리의 합창을 통해 박탈당한 아이의 시들어버린 자아를 되살리는 것이 바로 돌토의 무의식이란 생각이 들었어요. 노래하고 있었던 건 우리지만, 작동하고 있었던 건 돌토의 무의식이었죠. 제가 왜 우리는 참관하는 분석가들이었으나 가끔은 돌토의 조수들이었다고 말했는지 이제 이해되실 거예요. 제가 '조수들'이라고 말한 건, 상담 중에 프랑수아즈는 자신이 아이의 슬픔을 진정시킬 수 없을 때면 당혹해하며 '어떡하지' 큰소리로 혼잣말하거나, 우리가 최후의 보루인양 참관 중인 우리 분석가들에게 묻기도 했기 때문이에요.

돌토가 우리 참관 분석가들의 도움에 의지하는 이런 상황을 더 실감나게 보여드리기 위해, 훈다와의 잊지 못할 그 회기에 대해 말해 드리고 싶어요. 강간으로 태어난 이 여아는 심한 정신증을 앓고 있었고, 돌토는 2년간 훈다를 치료했어요. 훈다는 진정이 불가능했고 끊임없이 울었어요. 그녀는 울면서 교실에 들어와, 회기 내내 울고, 울면서 퇴장했지요. 건물 출입구를 넘기도 전에 거리에서부터 괴로움으로 울부짖는 훈다 소리에, 우리 모두는 "어머! 훈다 시간이야!"라고 탄성할 정도였어요. 두말할 것 없이 그녀는 가장 진료하기도 힘들고 견디기도 힘든 환자였지요. 훈다와의 회기들이 지닌 고통스러운 특징 때문에, 그 어린 존재 안의 너무도 큰 고통에 충격을 받고 두 명의 동료는 〈공개 진료〉 참관을 아예 그만두었죠. 어떤 회기에서는 혼돈 속에서 훈다가 교실 한 구석에 엎드려 얼굴을 땅에 대고 울면서 타일바닥에 이마를 마구 찧었어요. 돌토는 의자에서 일어나 그곳으로 가서 아이 곁에 무릎을 구부리고 앉아 그녀를 달래려 했지만 아무 소용없었죠. 어쩔 줄 몰라 하던 돌토는 아이에게 이렇게 고백했어요. "훈다야, 네게 뭐라고 말해야 할지 모르겠어!" 그러고는 자신의 당혹함을 숨기지 않고 우리 쪽으로 돌아서서 어깨를 들썩이며, 아이에게 뭐라고 해야 할지 난감하다는 듯 빈손을 벌려서 보이고는 우리에게 아이의 고통을 잠재울 단어를 알려 달라고 요청했죠. 이 장면은 제가 결코 잊을 수 없는 가슴 아픈 장면이었어요! 왜 돌토가 저희한테 대단한 선생님인지 여러분도 이해했을 거예요. 돌토는 자신이 항상 옳다는 식과는 거리가 멀었죠. 아이 고통을 덜어주는 것, 그 사명을 이루는 것이 중요하다고 우리에게 가르쳤어요. 돌토는 아이를 마주할 때 자신의 느낌을 믿었어요. 그것이 무력함의 느낌일지라도 말이죠. 돌토가 제게 가르쳐 준 것 중 가장 중요한 것은, 정신분석가로서 저의 느낌을 믿는 것이었고 그 느낌을 가지고 일하는 것이었어요. 물론 이 느낌이 임상 경험에 의해 끊임없이 수정되고 이론에 의해 다져진다는 조건 하에서죠.

우리에게 자신의 무력함을 고백할 줄 알았던 프랑수아즈 돌토는 아이의 고통을 덜어주는 적확한 말을 하는 데도 능했어요. 땅에다 이마를 찧으며 항상 우는 훈다와의 또 다른 회기에서는, 돌토는 무장해제된 모습이 아니었어요. 오히려 제가 보기에 효과적인 치료 개입의 모범이 되는 말을 했지요. 이 말은 엄마가 괴물이라는 훈다의 생각을 잠재웠어요. **"넌 불행한 아기처럼 우는구나. 네 엄마 같이 불행한 아기 말이야."** 제 기억에는 그날 후로 훈다가 울음을 그쳤고 자해도 그쳤어요. 돌토의 말이 훈다에게 이런 것을 이해하게 해주지 않았나 하는 생각이 저는 자주 들었어요. 지적으로가 아니라 직감적으로 또 정서적으로, 자기 엄마가 못돼서 자기를 버린 게 아니라 엄마 자신도 불행하기에, 불행한 아기처럼 불행하기에 자기 아기를 돌볼 수 없어서 훈다를 버렸다는 것을 말이에요. 강박적으로 자기 머리를 바닥에 찧으며 훈다는 자신도 의식하지 못하는 어떤 장면에 사로잡혀, 그 상상 속 장면을 구현하고 또 구현하고 있다는 생각이 들었어요. 그녀가 생각해내지 못하는 바로 그 장면이 그녀의 존재를 침습하고, 그녀를 병들게 한 거였어요. 그 상상 속 장면에서는 엄마 인물이 "꺼져! 내 인생에서 나가! 죽어버려!" 훈다에게 자살을 명령하는 피투성이 괴물로 경험되지요. 땅에 머리를 세게 짓이기며 훈다는 악한 존재로 경험되는 엄마의 혹독한 명령에 복종할 뿐이었지요. 그런데 "네 엄마도 불행한 아기야!"라는 돌토의 말이, 엄마가 자기 아이에게 자폭을 명하는 그 음산한 장면을 흩어버린 거예요. 훈다의 머릿속에서 울부짖는 그 괴물은 진짜 훈다 엄마가 아니라는 것을 돌토가 훈다에게 이해시켜준 거죠.

훈다의 치료는 좋게 끝났어요. 점차, 땅에 엎드려 자해하는 대신, 작은 탁자에 기꺼이 앉아서 주로 말없이 그림을 그리거나 찰흙으로 하나는 크게 하나는 작게 두 인물을 만들어 서로 싸우게 하거나 같이 놀게 했지요. 2년간의 치료 뒤, 자신을 비난하는 내면의 괴물에서 벗어나 평온해진 훈다는 어느덧 활기찬 보통의 여아가 돼 있었어요.

"네 엄마도 너처럼 불행한 아기란다!" 이런 기발한 개입 앞에서, 저는 질문이 생겼어요. 돌토 선생님은 어디서 이런 영감을 얻으실까? 어떻게 이리도 간단하고 시각적인, 적확한 단어들이 떠올랐을까? 그 비결은 무엇일까? 누구도 정확하게 답할 순 없을 거예요. 그녀의 엄청난 경험을 내세우는 건 너무 식상한 대답일 거예요. 오히려, 이런 영감이 어디서 오는지 알려면 돌토와 그 어린 내담자 사이 관계 안으로 들어가서 가설을 세워야 해요. 가설을 제안하기 전에 드릴 말씀이 있어요. 회기들이 진행되는 동안 저는 그 작은 탁자의 끝 편에 위치한 의자에 앉아 있었고 첫 줄이라 그 어린 내담자의 표정과 침묵, 특히 돌토의 몸자세와 얼굴 표정들을 아주 가까이서 관찰할 수 있었지요.

저의 가설은 이거예요. 프랑수아즈의 영감어린 그 단어들은 그녀가 몰입에 성공했을 때, 자신 안에 빈 공간을 만들어 냈을 때, 아동을 병들게 한 그 상상 속 장면에 들어가는 데 성공했을 때 뿜어 나온다. 이건 무슨 말일까요? 회기에 참석한 아동 및 우리 참관분석가들과 대화를 유지하면서도, 돌토는 아동을 괴롭히는 그 고통스런 감정을 자신도 경험해요. 바로 그럴 때 돌토는 생생하고 참된 단어들을 가지고, 아이에게 그를 슬프게 하는 고통이 무엇인지 설명해 주죠. 그런데 아이에게 말을 걸 때 그녀는 흉내 낼 수 없는 그녀만의 목소리로 말해요. 투명하게 떨며 눈물을 자아내는 그 목소리, 일깨우고 뒤흔들고 달래어주는 그 목소리. 말해야 할 바를 때에 맞게 말하는, 확신에 찬 그 목소리로 말이죠. 정신분석가가 해석을 줄 때도 이런 단호하고 울림 있는 말들이 최선이라고 생각해요. 환자를 좀먹는 그 괴물들을 멸하고, 환자가 자신을 다루는 방식을 변화시킬 수 있는 그런 말들이어야 하죠. 돌토와 더불어서 훈다는 자신을 사랑하는 법을 배웠어요.

돌토의 치료 비결을 찾아보는 탐색의 일환으로, 돌토가 아동들에게 건넨 잊을 수 없는 어록들을 여기 모아 봤어요. 앞서 말했듯이 저는 돌토가 아이와 마주앉는 그 작은 탁자에 아주 가까이 앉는 버릇이 있었어요. 테니스 심판관처럼 앉아, 마치 그 탁자가 정신분석 상담의 뜨거운 장면이 펼쳐지는 코트인 것처럼 바라보았죠. 저는 롤랑 가로스 프랑스 오픈 경기를 참관하는 느낌이었어요. 좌우로 단어들과 감정들이 날아다니는 걸 지켜보았죠. 파란 괘선이 그려진 노트에 제가 기록해 둔 돌토의 어록들은 대략 이런 것들이에요.

상담비 지불에 사용되는 조약돌을 들고 오지 않은 아동에게 돌토는 또렷이 말했어요. "조약돌을 안 가져오면 다음번엔 너 안 만날 거야. 내가 널 사랑으로 상담해주길 바라는 거니? 그건 안 돼!" 돌토의 이 말은 정신분석가가 내담자라는 사람을 위해 사랑으로 일하는 건 아니라는 점을 환기시킵니다. 우리는 환자를 사랑하는 것이 분명해요. 그렇다고 그 사람을 좋아하는 건 아니지요. 아마 정신분석가는 사랑으로 일할 겁니다. 인간의 가장 아름다운 인간적 제스처의 하나를 이루겠다는 그 열정을 가지고서 말이죠. 환자에게 다가가, 그가 통절히 느끼는 감정을 떠올리고, 분석가 자신도 그 감정을 느끼고, 그 감정을 말로 옮겨, 그 말을 환자에게 건네어, 환자의 갈등을 완화시킴으로 고통을 덜어주는 그 제스처 말입니다. 환자와 공동의 작품을 만들어낸 기쁨을 분석가에게 선사하는 것은 바로 이 관대한 제스처예요. 정신분석가와 내담자는 감정을 나누는 형제이자, 공동의 무의식을 함께 만들어 내는 파트너죠.

돌토 어록의 또 다른 예는 이거예요. 보육교사의 무릎에 앉아서 찰흙을 능숙하게 주무르는 10개월 된 아기에게 동조하며 돌토는 이렇게 말했어요. **"똑똑한데도 아기로 살아야 하니 참 힘들겠다!"** 이렇게 돌토는 영특한 손놀림을 칭찬함으로 아기의 기를 살려주었죠.

비슷한 예로, 돌토는 3세 된 남아에게 이렇게 말했어요. **"네 손은 굉장히 영리하구나. 물고기인 줄도 모르고 물고기를 만들 줄 아는 손이잖아. 네 손은 너도 모르는 동물들을 그려내는구나."** 돌토는 자주 이런 식으로 말했어요. 그녀는 신체의 일부만 가지고서 그것에 좋은 의도와 나쁜 의도를 부여했어요. 여기서는 손에다 그렇게 한 것이죠. 만일 때리는 손, 깨무는 입과 같이 그 의도가 나쁠 때는, 이렇게 신체 일부를 의인화함으로써 치료자는 아이를 비난하거나 창피주거나 정죄하지 않고 대화를 이어갈 수 있지요. 예를 들면 이렇게요. **"동생을 때린 건 네가 아니라 네 손이지! 앞으론 손이 하자는 대로 다 하면 안 돼!"**

또 다른 예도 있어요. 살인미수의 피해를 입고 험상궂은 얼굴을 한, 2세 된 여아에게 돌토는 이렇게 명령했어요. **"이제 살기로 작정했으니, 충만하게 살아야지!"** 삶의 의욕을 고취시키기 위해 아이에게 또 이렇게 말했어요. **"태어난 게 좋았니?"** 이 두 마디로 돌토는 그 여아의 자아를 일깨우고 강화시켰죠.

말하기를 거부하고 입속에서 항상 혀를 돌리는 한 여아에게는 돌토가 이런 해석을 주었어요. **"혀를 움직이기가 힘든 건, 아빠처럼 너도 그리스어를 하고 싶어서구나."** 아이의 입을 관찰하는 돌토의 예리함 좀 보세요. 돌토는 사소한 신체 움직임도 놓치지 않았어요. 내담자의 무의식을 포착하는 데 도움이 되었으니까요. 이 여자아이가 입안에서 혀를 돌린다는 것은 부재한 아빠, 그리스인인 아빠가 항상 함께 한다는 뜻이었어요. 딸아이의 입속에서 말이죠.

마지막 예는, 3세 된 맹랑한 남자 아이를 처음 만났을 때 돌토가 한 말이에요. 아이가 그녀에게 물었어요. "그런데 넌 이름이 뭐야?" 돌토는 주저 없이 답했지요. "난 프랑수와즈 돌토야. 정신분석가고, 아이들에게 인생의 진실을 말한단다." 안심시키는 너무도 아름다운 말이죠! 아이가 치료자의 말을 듣는다는 확신에 찬 말이죠!

이제, 저의 삶과 작업에 녹아있는 돌토의 다양한 면들을 떠올려 봅니다. 어린 내남자들을 동요시키는 그 상상 속 장면으로 조용히 잠수해 들어갈 줄 아는 **정신분석가**로서의 돌토, 분석가들에게 느낌을 믿으라고 격려하고 늘 배우는 겸손함을 보여주는 **스승**으로서의 돌토가 있고, 무엇보다도 자신의 두려움을 털어놓는 **친구**로서의 돌토가 있어요. 〈공개 진료〉로 가는 차 안에서, 탁아소 아이들을 진료하는 아침이면 너무 떨린다고 돌토가 얼마나 자주 자기 속내를 제게 털어놨는지, 그렇게 고백하는 모습을 보고 제가 얼마나 여러 번 놀랐는지 모릅니다. 저의 청사과색 폭스바겐 차로 돌토 선생님을 제가 직접 〈공개 진료〉로 모셔갔으니까요. 당시 돌토 선생님은 78세였고 이 일에 평생을 바치셨기에, 긴장하는 그 모습이 놀라웠지요. 하지만 이런 긴장이 그녀의 성공 비결이 아니었을까 해요. 그녀의 떨림은 〈공개 진료〉 장면에서, 아동에게 다가가 그 내면으로 들어가서, 아이가 지닌 그 고유한 것과 일치되어 말을 걸고 싶은 강력한 욕망으로 변형되었지요. 두려움은 욕망이 되고, 욕망은 말이 되죠.

7장의 결론으로서, 돌토의 아름다운 사진 한 장을 보여드리고 싶어요. 트루쏘 병원에서 진료하던 1965년 당시 모습인데요. 다음 페이지에 나올 사진에 저는 이런 제목을 붙여봤어요. 〈돌토와 목걸이를 잡은 소녀〉

사진에서 돌토 박사는 앞서 제가 훈다와의 안타까운 상담 장면에서 묘사했던 것과 비슷하게, 무릎을 구부린 포즈로 앉아 있어요. 돌토의 시선을 보시면 여러분도 금방 그녀가 (아마도 정신증을 앓고 있는) 그 어린 환자와 연결되려고 한다는 인상이 드실 거예요. 제가 '정신증'이라고 말한 건, 아이 몸의 경직성 때문이에요. 로봇 같은 두 다리가 떠받치고 있는 그 뻿뻿한 상체 때문이에요. 아이의 등과 목덜미에서는 긴장이 느껴지죠. 머리의 경사를 보건대, 아이의 턱은 쳐져 있음을 알 수 있어요. 이건 정신이 나간 아이들에게서 흔히 볼 수 있는 모습이죠. 아이가 정신증인 것 같다는 저의 인상을 확증해주는 제스처는 굳어진 아이의 손짓이에요. 마치 목걸이를 잡아 뜯을 수 있는데 참고 있는 것처럼 보이는 그 손짓이요. 목걸이를 붙잡고 있는 그 손을 보면 소녀가 진주알 광채에 정신이 흐려진 게 아닌가 싶어요. 돌토 얼굴에는 전혀 무관심한 채 말이죠. 어린 여아가 응시하는 것은 돌토가 아니라 목걸이의 광채예요. 당연히, 아이의 이런 제스처는 돌토가 자신의 무릎을 수그려 아이가 자기에게 닿을 수 있게 하지 않았다면 불가능한 제스처지요. 이제는 돌토 얼굴을 관찰해 보세요. 아이를 향해 머리를 쳐들고서 아이를 바라보고 있죠. 아이의 무례한 태도에도 전혀 불편해하지 않고, 마치 이렇게 말하는 것 같아요. "목걸이는 잡아도 되는데, 부수지는 마!" 이 장엄한 초상은, 전적으로 자신을 내어줌으로 소유욕 강하고 파괴적인 한 환자의 몸짓을 무장해제해버리는, 정신분석가의 태도를 멋지게 보여주지요. 이 광경을 보고서 우리는 돌토의 얼굴빛이 아이의 꺼져버린 영혼에 불을 다시 지피는 듯한 인상을 받아요.

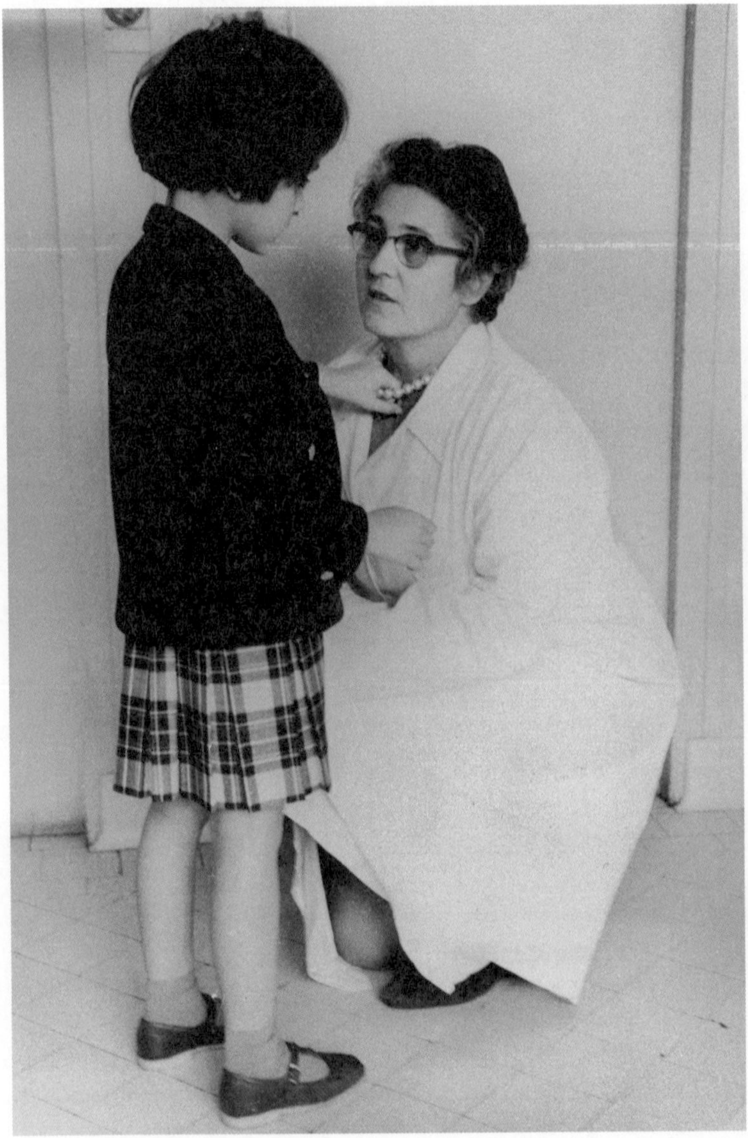

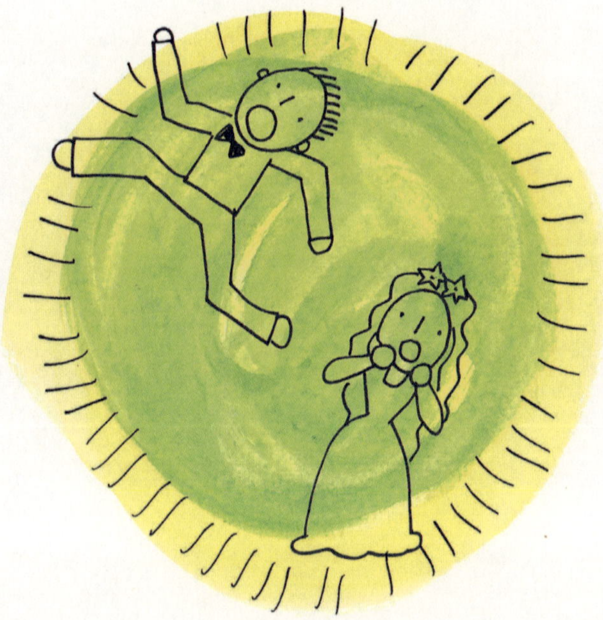

8

이자벨과 윌리암, 아픈 과거의 비극적 재연

이 이야기의 핵심

아동이 너무 난폭한 감정에 압도되면
그 감정은 후일 성인이 되었을 때
병리적 행동으로 되살아난다.

8번째 이야기는 인간 삶에서 가장 두드러진 현상의 하나에 할애하고자 해요. 그 현상은 바로 반복이에요. 과거의 일이 현재에 반복되는 것, 과거 아동기나 청소년기에 경험하였던 기쁘거나 슬픈 강렬한 감정이 현재에 다시 나타나는 현상이지요. 여러분에게 두 개의 반복 사례, 그것도 병리적인 사례를 들려드리려고 해요. 이자벨과 윌리암이 겪은 잔혹한 이야기로, 이 두 사람은 아팠던 과거가 난폭하게 되살아나 삶이 뒤집혔어요. 과거가 지니는 이 힘, 현재를 행복하게든 불행하게든 변형시키는 이 힘을 우리는 '무의식'이라고 불러요. 무의식은 어떤 힘이에요. 내 인생의 남자나 여자를 고르도록 이끄는 힘, 내가 종사하는 직업과 내가 사는 마을이나 집을 선택하도록 부추기는 그 힘이죠. 우리가 일부러 혹은 우연히 골랐다고 믿는 그 모든 선택들이 실은 무의식에 의해 교묘히 부추겨졌던 거죠.

여러분의 배우자, 직업, 집 등을 선택한 것이 여러분 자신이 아니라 여러분의 무의식이었다는 저의 말에 놀라셨을 거예요. 하지만 여러분의 삶을 한번 돌아보세요. 확신하건대, 오늘날 여러분이 하는 중요한 선택들은 여러분의 아동기 혹은 청소년기에 있었던 특별한 사건들의 메아리일 거예요. 우리는 자유롭게 존재하고 결정을 내린다고 믿지만, 실은 더 어렸을 때 경험한 사랑이나 아픔들이 우리의 행방과 결정들을 규정해요. 한마디로 **"오늘날 우리의 모습은 우리의 과거가 원했던 그 모습이다."** 이 말을 보고 여러분은 곧바로 이렇게 대꾸할 수도 있어요. "내가 자유롭지 않다고 남이 내게 말하는 것이 싫어요. 내가 되고 싶은 것을 선택하는 나의 권한을 당신이 어쩔 건데요? 그럼 내게 남아 있는 자유의 몫은 뭐죠?" 독자 여러분, 자유란 여러분이 원하는 걸 선택하는 것이 아니라, 과거가 여러분을 가지고 만든 그것을 좋아할 건지 말 건지 택하는 거예요. 당신의 현재 모습을 변형시킬 건지 말 건지죠. 여러분이 겪은 행복이나 비극을 떠나 여러분은 과거의 산물이며, 과거를 돌파하기 위해 행하는 것들의 산물이에요. 사실상 여러분의 자유는 지금의 당신인 이 여자 혹은 이 남자를 사랑할 건지 말 건지죠. 만일 당신이 그 모든 우여곡절에도 당신의 과거를 사랑한다면, 당신은 자신을 사랑하는 거예요. 그렇지 않다면 당신은 괴로워하고 있죠!

이 반복 현상을 더 잘 이해하기 위해 저는 고대의 철학자인 핀다로스에게 자문을 구했어요. 핀다로스는 놀라운 철학자이자 시인으로, 기원전 450년경 그리스 테베에서 살았어요. 그가 초기 올림픽경기와 선수들을 위해 지었던 서정단시는 아직도 유명하죠. 이 철학자에게 있어 과거는 현재의 어머니예요. 그가 말하길, 현재에 존재하는 모든 것은 과거에 존재했던 것이다. 핀다로스를 읽고 내담자들을 경청하고 나 자신을 경청하고 있노라면, **지금 있는 것은 이미 일어났던 일이에요**. 맞아요. 우리가 이 순간 경험하는 것은, 당신과 내가 이미 과거에 경험했던 것으로, 일종의 반복이죠. 이것은 예를 들어 여러분이 내 책을 읽은 적이 있다고 말하는 그런 의미에서의 반복이 아니에요. 전혀요. 이건 제가 어렸을 때 수

업에서 배운 것을 엄마에게 말하는 것을 즐겼기에, 하교할 때부터 벌써 엄마의 따스한 웃음을 떠올리며 새로 배운 놀라운 소식을 엄마에게 가서 "아메리카는 크리스토퍼 콜럼버스에 의해 발견됐대!"라고 신나서 알렸던 것처럼, 오늘날 동일한 열정을 가지고 제가 상담실에서 깨닫게 된 내용을 여러분에게 말하고 싶어 안달이 나는, 그러한 반복이에요. 아주 어려서부터 저는 여러분의 삶 속에 존재하고, 여러분도 아동기 이래로 제 삶에 존재하고 있는 거예요. 저는 이야기를 들려주는 열심을 재경험하고, 여러분은 이야기를 듣는 열정을 재경험하고 있죠. 두말할 것도 없이, 지금 있는 것은 과거에 일어났던 거예요. 그렇다고 내가 경험하는 것은 이미 내가 경험했던 것임을 내내 인식하며 시간을 보내는 건 아니에요! 그건 끔찍한 일이죠! 누구나 그렇듯이 저도 제 삶의 모든 순간이 전무후무하다고 믿고 살지만, 알고 보면 과거를 반복하고 있지요.

다시 느긋하게 질문을 해보죠. 반복이란 무엇일까? 반복은 생물의 영역, 정신의 영역, 사회적 영역 심지어 영적인 영역에 리듬을 부여하는 어떤 욕동이에요. 반복에 대한 저의 정의는 이래요. 반복은 세 단계를 거치는 순차 과정으로, 어떤 것이 일어났다가 사라지고 다시 일어난다. 하지만 주의할 것! 다시 일어날 때는, 처음 일어났을 때와 정확히 같지는 않지요. 왜일까요? 시간이 흐르기 때문이고, 일 초 안에도 우리는 동일하지만 미세하게 변하니까요. 하지만 시간의 작용은 보편적이기에 살아 있는 우리들도 건드리지만 우리를 둘러싼 세계를 건드리고 별들 또한 건드려요. 7월 아침에 커튼을 젖혀 햇빛이 거실로 넘쳐들면, 우리는 저 태양은 영원하고 변함이 없다고 말해요. 하지만 전혀 그렇지 않죠. 어제와 오늘 사이에도 시간은 흘러갔고, 태양은 자기 연료의 미세한 일부를 태웠어요. 오늘의 태양은 어제의 태양과 같지 않죠. 어제오늘 사이 태양도 우리들처럼 늙었고, 50억년 후 비축된 산소가 바닥날 때는 꺼지겠죠. 그렇고말고요. 시간이 흘러가는 한, 반복되는 모든 것은 동일하지만 미세하게 다른 상태로 재생산됩니다. 정신분석가로서 제가 관심하는 것도 바로 이 '동일성' 이에요. 즉, 내담자가 지니고 있는 심연의 정체성이죠. 나이와 상관없이 동일하게 남아있는 그의 본질 말입니다. 존재 안에 있는 이 동일성은 해묵은 무의식적 감정의 형태로, 붉은 선처럼 그 존재의 삶을 관통하지요. 조금 후 여러분은 끈질기게 남아있는 병든 감정의 예를 보실 거예요. 이런 오래되고 병든 감정들이 이자벨과 윌리암의 운명을 비극적으로 만들었죠.

우선, 반복이 일어나기 위한 중요한 조건을 다시 언급해야겠어요. 그 조건은 바로 당신이고, 우리에요! 실제로, 반복이 일어나기 위해서는 어떤 것의 등장과 사라짐과 재등장과 또 다른 재등장과 미래에 일어날 모든 재등장을 카운트할 사람이 필요해요. **첫 번째, 두 번째, 세 번째, n 번째...** 이렇게 수를 세는 머리가 없다면 반복도 없지요. 당연한데도 우리는 이걸 자주 잊어버려요 : 관찰자 없이는 반복도 없다!

이제 과거가 현재에 반복되는 다양한 방식을 살펴볼까요. 도식적으로 반복의 유형은 세 가지로 구분돼요. 1. 과거가 우리의 의식 속에 되살아난다. 2. 과거가 우리의 중요한 선택들과 도드라진 행동들 속에 되살아난다. 3. 과거가 정신 장애의 형태로 되살아난다.

과거가 현재에 반복되는 첫 번째 형태이자 가장 흔한 형태는 추억이에요. 추억은 대개 시각적인 인상이죠. 가끔은 청각, 촉각, 후각으로도 나타나요. 어떨 때는, 프루스트에게 달콤한 아동기를 소환하던, 차에 적신 마들렌의 향미처럼 미각으로도 나타나요. 그런데 우리가 기억하는 그 과거는 어떤 성질의 것일까요? 우리가 실제로 겪었던 그 과거일까요? 분명코 아니죠. 기억은 항상 변덕스럽고 불성실해요. 고향집에 대한 기억을 예를 들어 보죠. 우리는 고향집이 아주 크다고 여기는데, 실제로 가보면 너무 작아서 놀라요. 아동이 떠나온 그 집이 이후 성인이 된 그의 기억 속에서 달라져 있죠. 따라서 모든 추억은 과거에 대한 재해석의 결과이지, 충실한 복사본이 아니에요. 모든 과거의 내용이 현재의 경험에 비추어 재생되고 각색되지요.

과거가 현재에 반복되는 두 번째 형태는 의식에서 일어나지 않고 배우자, 직업, 주거공간의 선택 같은 삶의 중요한 결정이나 행위들을 통하여 무의식적으로 일어나요. 우리의 과거가 명령했다는 것을 모르고 우리가 행하는 그 선택들을 통해서 말이죠.

과거가 현재에 반복되는 세 번째 형태는 질병이에요. 이러한 병리적 반복은 이자벨과 윌리암의 사례를 통해 설명할 거예요. 그러기 전에 분명히 해둬야 할 게 있어요. 아동이나 청소년에게 트라우마가 덮쳤을 때, 다행히 다 그런 것은 아니지만, 경험된 그 고통스런 감정에는 오직 안달만이 남을 수도 있어요. 재경험되고 재경험되고 또 재경험되고 싶은 안달만이요. 정말 터무니없지요! 트라우마 속에서 경험된 그 감정은 마약과도 같아, 트라우마를 입은 당사자는 그 감정에 의존하게 돼요. 오히려 멀리해야 할 과거의 그 고통스런 감정을 다시 경험하고자 하는 이 부조리한 욕구에 대해 여러분이 이해하실 수 있도록, 이자벨이 했던 말을 들려드릴게요. 40

세 여성인 그녀는 한 가정의 어머니이자 건축가예요. 첫 번째 면담에서 그녀는 매우 불안해하며 오빠와 지속해온 중독적인 관계에 대해 말했어요. 오빠와의 사도마조히즘적인 관행이 그녀에게 근친상간을 이어가게 만들었다고. 그녀는 말했어요. "모든 것은 오빠와 함께 시작됐어요. 저는 10세부터 14세까지 수년간 그와 성관계를 했어요. 그리고 대학생이 돼서는 한 유부남과 사귀었는데, 그가 사도마조히즘 행태에 저를 입문시켰죠. 15년이 지난 지금은 다 지나간 일이라고 믿었는데, 다시 나쁜 버릇에 빠졌어요. 얼마 전에 제가 홀딱 반한 남자가 있는데, 나보다 나이가 훨씬 많은 그 남자랑 사도마조히즘적인 행위들을 해요. 박사님, 저 너무 힘들어요! 다 잃을까 봐 무서워요. 아이들, 남편, 제 커리어... 전부 다요. 그러면서도 완전히 사로잡힌 것처럼 그 애인 없이는 살 수가 없어요. 어쩌다가 여기까지 왔는지 모르겠어요." 자신을 다시 방탕으로 끌어들인 이 남자를 향한 이자벨의 탐욕스런 열정을 어떻게 설명할 수 있을까요? 현재의 애인에게 이자벨을 묶어놓은 건 사랑이 아니라, 그녀를 사도마조히즘 행태에 입문시킨 사람이 가한 학대들을 이 애인과 재경험하려는 그녀의 도착적인 욕구예요. 더 나아가 오빠와 함께 느꼈던 그 불건강한 쾌락을 재경험하려는 욕구지요. 명백히 이자벨은 사도마조히즘에 중독돼 있어요. 왜일까요? 자신도 모르게, 너무 어린 시절에 그토록 자주 오빠와 함께 경험했던, 근친상간의 굴욕적인 첫 감정들을 재경험하려는 불가피성에 예속돼 있기 때문이죠. 오늘날 그녀의 사도마조히즘은 지나간 근친상간의 반복이지요.

이자벨이 이 중독의 젖을 떼고, 떨어질 수 없는 그 남자의 결박에서 벗어나도록 하기 위해서는, 그녀가 오빠와 가졌던 근친상간의 면면을 상세히 되짚어볼 필요가 있었어요. 12세 어린 소녀가 경험하던, 오르가즘과 공포와 수치가 뒤섞인 그 타오르는 감정이 이제는 성인이 된 몸에서 마조히즘의 형태로 반복되려 한다는 것을 유념하면서 말이죠. 여기서 중요한 것은, 근친상간 피해 아동들이 모두 마조히즘적인 성인이 되는 건 아니라는 거예요. 모든 마조히즘적인 성인이 반드시 과거에 근친상간의 피해자였던 것도 아니지요.

이제 윌리암의 이야기로 가보죠. 이 사례는 충격적일 수 있는 외설적인 내용들이 포함돼 있어 책에 담기가 좀 망설여졌어요. 굉장히 오래된 이 사례를 책에 넣기로 결정한 것은, 그 결말이 해피엔딩이었기 때문이에요.

윌리암의 비극은 이런 거였어요. 30대인 이 영국 출신 골동품상은 결혼할 즈음이면 꼭 공황장애가 생기는 문제로 저를 찾아왔어요. 이 각본은 각기 다른 세 명의 약혼자와 세부사항까지 똑같이 세 번이나 반복되었지요. 이렇게요 : 예식이 있는 날 아침, 모든 것이 준비돼 있는데 윌리암은 이러한 결정에 회의가 들어 당혹해져요. 차를 타고 시청 예식장에 도착하면 숨이 막혀 하객들을 뒤로하고 그냥 되돌아 나와요. 약혼녀는 울고, 양가 가족들은 격분하고, 혼인서약 증인들은 화나고, 하객들은 어이없고, 시장 또한 말문이 막혀요. 이 강박적인 공황발작의 개탄스런 폐해들은 차치하고라도, 윌리암은 절대 자신은 가정을 못 이루고 혼자 죽을 거라며 머리를 쥐어뜯었지요. 몇 달간의 정신분석 작업 후 저는 윌리암이 또 다른 강박에 묶여 있다는 걸 알았어요. 이 강박은 일상생활에 장애를 주기에 굉장히 괴롭지만 한편으로는 강박불안에서 그를 해방시키는 면도 있었어요. 윌리암은 그간 아무에게도 말하지 않은 비밀을 제게 털어놨어요. 저녁이면 가게 뒤로 가서 성적인 의례를 행하지 않으면 견딜 수가 없다고. 직원들이 모두 퇴근하고 나면 그는 곧장 화장실로 달려가, 바지를 내리고 변기 뒤 평평한 곳에 무선 전화기를 올려놓고 음란폰팅 서비스에 전화를 걸어요. 저속하고 모욕적인 한 여자의 포학한 목소리를 들으려고 말이죠. 여자는 윌리암에게 엎드리라고 지시해요. 그리고 빗자루 손잡이를 항문에 집어넣고 왼손으로 자위하라고 명해요. 회초리로 맞으면서 위압적인 어떤 여자에게 항문 성교를 당한다고 상상하면서 그리 하라고 하죠. 하지만 이 의례만이 그가 유일하게 오르가즘을 느끼는 방법이었어요. 허망하게 사정한 뒤에는 눈물이 범벅된 채 또다시 쓰라린 모멸감에 빠진 자신을 자책하며 무너졌어요. 결혼에서 도망치고픈 강박적인 욕구와 비천해지고 싶은 강박적인 욕구와 함께 윌리암은, 매번 흥분과 관능과 고통과 자기 멸시가 뒤섞여 있는, 어떤 해로운 감정에 묶여 있었지요. 아동기에 무슨 일이 있었기에 자신을 파괴하는 감정에 이토록 중독돼 있는 걸까요?

윌리암은 아동기에 수없이 겪은 난폭한 한 장면에 대한 기억에 시달리며 살았어요. 얼마나 그 장면이 현재 그가 겪는 장애들의 큰 원인이 되었는지도 모르고서 말이죠. 그 장면은 우리가 상담 중에 수백 번을 다룬 끔찍한 장면이에요. 어린 아이였던 윌리암은 아버지가 욕설을 퍼부으며 어머니를 팼던, 피로 얼룩진 한 싸움장면을 보고 얼어붙었지요. 어머니는 아버지의 그 잔인한 뭇매를 맞고만 있었어요! 저는 어린 윌리암이 자신이 목격한 그 잔인함에 깊은 타격을 입었다는 생각이 들었어요. 제가 떠올려본 장면 속에서는, 잔인한 그 싸움장면에 타격을 입은 그 소년이 모든 등장인물들에게 자신을 동일시해요. 때리는 아버지, 소리치는 어머니,

극단의 폭력에 경악한 관객인 그 자신... 이 세 인물에 동시에 자기 동일시를 하죠. 윌리암은 가해자의 가학성은 물론 피해자의 모멸감과 목격자의 공포까지 전부 느껴요. 부모 커플을 이처럼 끔찍하게 경험한 것이 아동기 무의식에 각인돼 있는 성인이라면, 삶을 있는 그대로 보기가 어렵다는 건 여러분도 아실 거예요. 그는 결혼하기 힘들 거예요. 그에게 한 여성과 살아간다는 것은 아버지의 폭행과 어머니의 피해가 언제든 재생될 수 있다는 뜻이니까요. 이 비극적 장면에 등장하는 두 부모에게 무의식적으로 동일시된 윌리암은 자신에게 가학적인 동시에 피학적인 자위 습관을 갖게 되었지요.

윌리암의 치료는 성공적이었어요. 결혼에서 도망하고 비천해지려는 그 두 욕망이 조금씩 사라졌지요. 환자를 반복강박에서 해방시키기란 늘 아주 까다로워요. 그러니 윌리암의 회복까지 제가 그와 동반할 수 있었던 비결의 핵심만 여러분에게 전달할게요. 상호존중과 신뢰로 이루어진 우리의 탁월한 관계성 외에도 치료자로서 제가 한 행동의 열쇠는, 어머니에게 미쳐 날뛰는 아버지를 벌벌 떨면서 바라보던 어린 윌리암에 대한 저의 동일시였죠. 저는 트라우마의 감정을 느꼈어요. 아버지의 잔인함과 어머니의 무력함에 얻어맞는 엄마를 보는 아이의 고통이 가미된 그런 트라우마의 감정을요. 더 정확히 설명하면, 현재 카우치에 누워있는 성인이 된 윌리암에게 저는 동일시하지 않았어요. 물론 회기 중에 그가 느끼는 감정들은 저도 감지해요. 하지만 제가 느껴보려고 한 감정들은 그런 것들이 아니에요. 저는 아이였던 윌리암에게 동일시된 채로, 격노하며 서로 할퀴는 부모 앞에서 그가 느꼈을 공포들을 경험했지요. 그 장면 안의 소년에게 동일시함으로써 저는, 윌리암이 항문을 통해 자위하는 건 아버지에게 구타당하며 울부짖는 어머니의 굴욕을 재경험해보고자 하는 본인만의 방식이었다고 그에게 말해줄 수 있었어요. 상담 과정에서 수없이 재조명되고 소환되고 탐색되었던 그 장면은 결국 그 독성을 잃게 됐어요. 차근차근, 끈질긴 치료적 반복을 통해 저는 그 외상 장면의 뇌관을 제거할 수 있었어요. 이렇게 윌리암은 아동기의 그 괴로운 순간들을 재경험해보는 변형적인 회기들을 가질 수 있었지요.

8장을 마치면서 저는 이런 말을 하고 싶어요. **"해묵은 외상 감정의 강박적인 반복을 없애려면, 치료자 앞에서 환자가 명징한 상태로 그 감정을 다시 경험할 수 있게 해줘야 한다."** 윌리암이 저와 분석치료를 마친 건, 벌써 20년도 더 된 일이에요. 우리가 분석을 종결하고 조금 지나서 저는 장문의 편지를 받았어요. 아버지가 된 기쁨과 자부심을 알려온 윌리암의 편지였지요.

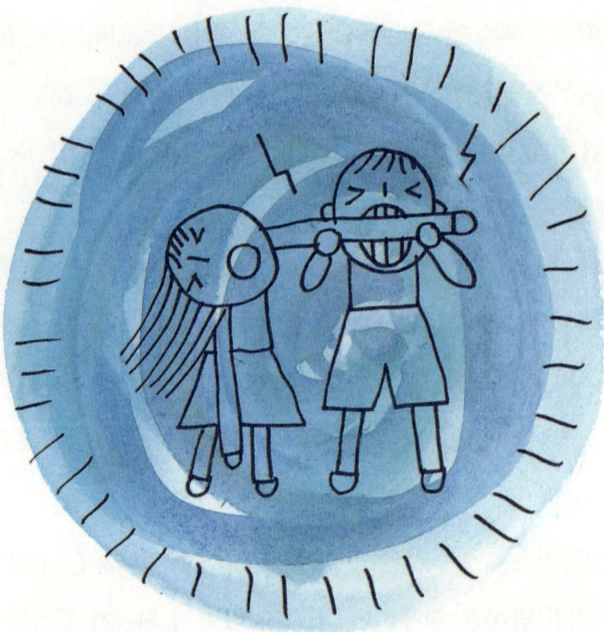

9

아가트와 케빈,
괴로움을 고치는 의사

오늘은 어린이날이에요! 맞아요. 여러분에게 말하고 싶은 것은 바로 어린이들이에요. 어린 내담자들을 제가 어떻게 맞이하는지도 말하고 싶어요. 주의가 산만한 4세 여아인 아가트와 제가 첫 면접에서 하는 행동을 여러분에게 보여드릴게요. 이어서, 수면장애 때문에 소아과의사가 저에게 보낸 8세 남아인 케빈과의 첫 만남도 보여드릴게요.

먼저 우리의 친 자녀들 이야기로 시작해 볼까요. '우리의 친 자녀들' 이라는 표현을 쓰고 보니, 제 안에서 저 위대한 시인, 칼릴 지브란의 목소리가 울려옵니다. 19세기 말엽 한 기독교 집안에서 태어난 레바논 출신의 그 작가 말이죠. 그는 〈예언자〉라는 대표작으로 유명해졌지요. 이 시집에서 작가는 일반 백성들이 묻는 단순한 질문들에 명료하게 답하는 한 지혜자를 그려내고 있죠. 한번은 아기를 안고 있는 한 여인이 그에게 "선생님, 아이들에 대해 말해 주세요." 하자, 그는 이렇게 답했어요. "우리 자식들은 우리 자식들이 아니야. 그들은 생명의 부름에서 온 아들이고 딸이지. 그들은 우리와 함께 있지만 우리의 소유물이 아냐. 우리가 그들에게 사랑을 줄 수는 있지만 우리의 생각을 강요해선 안 돼. 우리가 그들처럼 되려고 애쓸 수는 있어도, 그들을 우리처럼 만들려 하지는 말자고. 생명이 거꾸로 가진 않으니까." 너무나 지당한 이 말들은 한마디로 이거예요. "아동은 고유한 존재고, 나아가 부모를 넘어서는 힘이다!" 지브란의 금언들을 들으면, 우리 부모들에게는 두 가지 중대한 책무가 있다고 믿는 저의 소신이 더욱 강해져요. 먼저, 부모는 아이들을 존재 가까이에서 사랑하려고 애써야 해요. 제가 '애쓴다' 라고 표현한 건, 아이들을 있는 그대로 사랑하기란 어렵고 심지어 불가능하기 때문이에요. 왜일까요? 우리에겐 아이들이 우리가 바라는 대로 되길, 우리가 꿈꾸는 모습대로 되길 바라는 어쩔 수 없는 경향이 있기 때문이죠. 사랑할 때 우리는 사랑하는 그 대상을 동경하고 미화해요. 착각 없는 사랑은 존재하지 않죠. 우리 부모들의 두 번째 책무는, 아이에 대한 신뢰를 결코 잃지 않는 거예요. 포기하지 말아야 하죠! 아무리 어렵고 불가피한 변화들이 있어도, 특히 청소년기에는 항상 그를 믿고, 그가 가진 예상 밖의 저력들을 믿으세요. 당신의 신뢰를 느끼면 느낄수록 아이가 변화하고 피어날 가능성도 커지죠.

이제, 어린 내담자들을 제가 어떻게 맞이하는지 보시겠어요? 우선 저는, 무슨 문제로 부모나 아이가 나를 보러 왔을까 생각해요. 6~15세 아이들일 경우, 가장 흔한 상담 주제는 학업 부진, 다음날 학교가기가 무서워서 잠들지 못함, 등교 거부, 일시적인 우울증 등이고, 야뇨증도 굉장히 흔해요. 아주 어린 아이들의 경우는 주로 수면이 문제예요. 특히 밤새 내내 악몽을 꾼다거나, 질투로 인한 행동과 공격적인 행동들이 문제죠. 공격성은 특히 남아들에게 나타나요. 예를 들어, 어린이집에서 친구들을 깨물거나, 집에서 어린 남동생이나 여동생에게 폭행하는 방식으로 나타나죠. 3세 아들인 아리엘 때문에 저를 찾아온 한 엄마의 끔찍한 이야기는 지금도 잊을 수 없어요. 어느 날은 그 엄마가 아이들과만 집에 있는데, 아기가 자고 있던 방에서 아기 비명소리가 들리더랍니다. 뛰어가서 방문을 여니 아기 침대에 들러붙어 있는 아리엘이 보이더래요. "무슨 일이야?" 엄마의 고함소리에게 어린 아들이 고개를 돌렸고, 엄마는 피 묻은 아들의 빨간 입을 보고 소스라쳤지요. 침대에 누워있는 여동생을 아리엘이 방금 물어뜯은 거였어요. 너무 끔찍했죠! 아리엘의 사례를 일일이 다 말할 수는 없어요. 몇 번의 상담 후 여동생에 대한 공격을 멈추었는데, 회기에서 저는 아리엘에게 죄책감을 불러오지 않으면서, 그의 질투와 공격성에 대해 함께 얘기했어요. 제가 말한 내용 중, 누구도 물어뜯어선 안 된다고 제가 정식으로 금했던 것도 기억나요. 또 아리엘에게 자기 팔을 깨물어 보라고도 했어요. 얼마나 아픈지 느껴보게끔 말이죠.

너무 불안한 부모들은 치료거리가 안 되는데 저를 찾아오기도 해요. 아주 어린 애가 '이불에 오줌을 싸는' 흔한 케이스일 경우는, 4살짜리 아이랑 함께 있는 데서 부모에게 이렇게 설명하고 안심시키죠. "저 나이에 소변을 못 가리는 건, 아기 상태로 돌아가려는 정상적인 반응이에요. 예를 들어, 동생의 출생에 대한 반응으로서 생기는 퇴행이죠." 저의 설명은 부모를 진정시킬 뿐 아니라, 부모 교육도 되지요. 건강한 아이에게 일시적으로 생기는 특정한 문제들은 저절로 사라질 때까지 진득이 지켜봐야 한다는 것도 알게 되죠.

부모를 안심시키고 조언하는 면접 외에도, 또 다른 진료 방식이 있어요. 이 고유한 진료는 그 자체만으로 명백한 치료 효과가 있지요. 한 회기에 농축된 진정한 정신분석적 치료가 바로 그것이에요. 여기서 정신분석의 시조 중 한 사람인 영국의 소아과의사 도

날드 위니코트가 떠오릅니다. 지금은 소천하고 없지만 생전에 그는 훈련된 전문가들에게, 아동과 단 한 번의 만남에도 온힘을 쏟으라고 권했어요. 이러한 실행력은 특정한 상황 하에서, 단번의 만남으로 갈등을 해소할 수 있는 단단한 치료자에게나 가능한 일이에요. 이것은 정확히 제가 아기 클라라를 진료했을 때 경험한 일이에요. 우울증에 걸린 엄마를 보고 우울에 빠진 아기 클라라는 단 한 번의 상담으로 치료됐어요. 제가 미리 궁리한 것도 아닌데, 슬픔에 빠진 엄마를 돌봐야 한다는, 엄마의 엄마가 되어야 한다는 부담에 눌린 그 아기를 저는 단번에 해방시킬 수 있었지요. 이것도 아동과의 첫 면접에 관한 이야기인데, 드물지만 첫 면접 끝에 아동이 다시 오기를 원치 않을 때도 있어요. 이럴 경우는 강요하지 않는 것이 제 원칙이에요. 아동의 생각을 묵살하는 건 잘못이죠. 아이가 원치 않는 치료는 실패로 끝날 게 분명해요. 초기 면접 후 정신분석치료가 필요하다고 생각되면 저는 아이와 부모에게 알려요. 보통 저는 단기 치료를 선호하고, 가급적 6개월을 넘기지 않으려고 해요.

아동 정신분석 치료에 임할 때 저는 3가지 목표를 설정해요. 1. 아이가 나를 신뢰하고, 2. 나에게 편안히 자기 마음을 털어놓는다. 3. 나의 말을 잘 받아들인다. 이러한 목표에 이루기 위해 제가 쓸 수 있는 도구로는 정서적 도구와 실질적인 도구가 있어요. 저의 정서적 도구는 무엇보다 아이에게 나 자신을 내어주는 거예요. **"나는 완전히 네게 속해 있어."** 또한 저의 다정한 태도지요. **"너를 만나서 난 너무 좋아."** 또 아이 말을 집중해서 듣는 겁니다. **"너의 의식적 무의식적 감정들을 느껴보려고 내 안에 빈 공간을 만들어 놓는단다."** 가장 결정적인 정서 카드는, 저 자신이 해리dissociation로 들어가는 능력이에요. 이에 대해서는 더 설명이 필요한데, 대략 이런 과정이에요. 상담실 안에 있는 아이가 제 앞에서 말하고 행동하는 것에도 주의하지만, 동시에 제 내면으로 들어가 아이가 절실히 느끼는 것을 상상해보고 그것을 저도 느껴요. 이 과정은 굉장한 정신의 유연성이 요구되는 치료적 제스처죠. 움직이고 놀고 그림을 그리는, 아이들의 쉴 새 없는 요동이 치료자의 주의를 분산시키기 때문에 더욱 그렇지요. 아이는 몸을 통해서도 우리에게 말하기 때문이에요. 아동과 상담할 때는 완전히 곁에 있어야 해요. 탁월한 관찰자인 동시에 물러서서 상상력을 발휘할 줄도 알아야 하죠. 진정한 이중 분화가 일어나는데, 여기엔 성인 상담에 사용되는 에너지보다 훨씬 큰 에너지가 필요해요. 제가 보는 환자 중 경청이 가장 힘든 이들은 단연코 아동이에요. 경청이 가장 힘든 순서로 나열한다면 아동이 맨 앞이고, 가족 집단과 커플이 그 다음이고, 성인이 맨 나중이죠.

아동 분석치료시 제가 사용하는 정서적 도구들을 앞에서 소개했는데, 그렇다면 실질적 도구들은 무엇일까요? 아동과의 소통을 위해 저는 바퀴달린 작은 탁자를 준비해 둬요. 어린이용의 낮은 테이블이죠. 그는 작은 의자에, 저는 아이를 마주보고 제 소파에 앉지요. 회기 중에는 그림과 물감도 사용해요. 아이가 6세 미만일 경우는 찰흙도 쓰고 바구니에 담긴 다양한 물건들도 사용하죠. 이 물건들 중에서도 두 개의 작은 상자는, 어린 내담자들이 호기심을 갖고 열어보길 좋아하는데, 한쪽 상자에는 작은 동물 피규어들이 담겨있고, 다른 상자에는 반듯이 서있는 군인 모형들이 들어있어요. 바구니 안에는 쇠뚜껑이 달린 휴대용 거울도 있는데, 아이들은 제가 보이는 시범을 따라 그 거울을 귀에 바짝 대고 열었다 닫았다 하며 좋아라하죠. 친해지려고 저는 아이에게 다가와 제 귀에다 대고 거울을 여닫아보라고도 해요. 또는 번갈아 탁자를 내려다보며 이 딸깍딸깍 놀이를 반복하지요. 하지만 주의하세요! 아무리 이 시간이 즐거워도 제가 마냥 좋아서 아이랑 노는 건 아니에요. 아이가 방어기제를 내려놓도록 하기 위해, 우리 둘 사이에 놀이공간을 만들어내기 위해서죠. 저는 그와 사심 없이 놀지만, 놀이 뒤에 감춰진 채로 아픔이 여전히 거기 있음을 잊지 않지요.

어린 내담자들을 처음 만날 때, 나이와 상관없이 그들을 맞이하는 저만의 방식을 여러분에게 알려드리고 싶어요. 저는 첫 면접에 부모가 참여하지 않는 쪽을 선호해요. 아이와 단둘이서 만나기를 원하죠. 20분가량 아이를 면접한 후에 대기실로 가서 부모님을 들어오시게 해요. 왜 처음에는 부모님 없이 아이와 단둘이 만날까요? 두 가지 이유가 있어요. 우선은, 저의 진정한 대화상대는 아동이고, 문제의 해법을 저와 함께 찾아나갈 사람은 바로 아동 자신임을 아이가 단번에 알기를 바라기 때문이죠. 또 아이와의 첫 만남은, 모든 내담자와도 그렇지만, 견줄 수 없는 첫 인상의 힘에 매료되는 각별한 순간이기 때문이에요. 처음에 받은 그 영향은 각인되어 계속 남지요. 저는 상담을 끝내는 마지막 회기에서 내담자들이, 그간 많은 것이 변했는데도, 첫 회기에서 한 말을 다시 꺼내는 것을 수없이 보며 굉장히 놀랐어요. 단언컨대, 첫 상담은 이후 상담에서 일어날 일들의 핵심이 드러나는 중요한 순간이지요.

정신분석상담의 첫 회기에 대하여 저는 오랫동안 고심했어요. 새로운 것에 우리는 왜 그토록 민감할까? 첫 만남 안에 있는 무엇이 우리를 매료시키고, 불안하게 하고, 타인에게 마음을 열게 만드는 것일까? 시작 회기의 설렘은 놀라는 기쁨과 발견하는 맛이 아닐까 해요. 새로운 만남은 새로운 탄생과 직결되지요. 아직 잘 모르는 내담자를 대할 때마다 저는 새로 태어나는 듯한 인상을 받아요. 내담자가 홀로 낯선 사람에게 나아가고, 치료자가 미지의 것에 자신을 개방하는 그때, 교차되는 첫 시선만큼 흥분되는 것도 없지요. 둘은 만나서 하나가 되고, 알 수 없는 미래에 온 존재를 던지죠. 이 만남을 보장하는 것은 두 가지 천진함이에요. 속내를 털어놓는 내담자의 진정성과, 배움을 열망하는 분석가의 호기심이 그것이에요. 경청 받기를 요구하는 사람은 경청에 몰입하는 그 사람만큼이나 천진하죠.

어린 내담자와 처음 만날 때 제가 왜 아이에 대해 무지한 상태로 있길 원하는지 여러분은 이제 아실 거예요. 상담 약속을 잡으려고 어머니가 제게 전화하면, 저는 상담 동기에 대해 알고 싶어 하지 않아요. 그래도 이런 첫 통화는 매우 중시하죠. 내담자와의 첫 만남을 준비시키는 통화니까요. 날짜를 정하고 나면 어머니에게 저는 이렇게 알려드려요. 혹시 아이가 왜 의사선생님을 보러 가냐고 물으면 과장 없이 어머니 생각을 그대로 아이에게 말하시라고. 또 엄마가 '나지오 박사님'에게 전화 걸어서 예약했다고 딸아이나 아들아이에게 말하시고, 그들이 제 이름을 기억할 수 있게 또박또박 발음도 시켜보시라고 권해요. 또 진료가 잡힌 그 주에는 약속날짜를 아이에게 두세 번 상기시켜 주시라고 하죠. 특히 약속 전날에는 더더욱요. 이렇게 제가 어머니에게 말을 건넴으로써 어머니를 안심시키고, 나아가 아버지와 아이까지 안심시키는 장면이 그려지시나요? 정신분석가가 전화로 이처럼 자세하게 지침을 주면 부모는 벌써부터 아이가 돌봄을 받는다는 느낌을 받아요.

부모를 대하는 저의 태도에는 이런 것도 있어요. 아동을 만나는 첫 달 동안은 어머니를 먼저 만나고 그 다음 아버지를 만나요. 이렇게 두 분을 따로 만나서 임신 이래 아이가 겪은 역사에 대한 두 사람의 관점을 수집하죠. 부모를 면접할 때는 아이에게 타격이 될 만한 사건이 있었는지 물어봐요. 아이가 입원한 적이 있는지, 가족 중 누가 사망한 적이 있는지, 어머니나 아버지와 오랫동안 떨어져 있던 적이 있는지 등등. 부모 면접 시에는 부모 각자가 아이와 어떤 관계를 맺고 있는지, 또 부부는 서로 어떤 관계인지 알아내는 것이 제게는 중요하죠. 부모와의 이런 정규적 만남 외에도, 매 회기가 끝날 무렵에는 아이를 데리고 온 그 보호자를 상담실로 들어오시게 하죠. 왜일까요? 아이와 부모를 다시 만나게 해서 그들이 서로 어떻게 소통하는지 살펴보려는 것이죠. 소통을 촉진하기 위하여 가끔은 저도 끼어듭니다. 저와만 있을 때는 아주 순하던 여자아이가 엄마에게 말할 때는 몹시 까칠한 경우도 있어요. 아동을 분석하는 일은 아동이 부모와 맺고 있는 병든 관계를 분석한다는 뜻이기도 하죠. 부모자녀 관계가 부부 사이 애정 관계만큼 힘든 경우도 있어요. 사랑은 그 성격이 무엇이든 –부모자식 간이든, 남녀 간이든, 신과의 거룩한 관계든– 고통스럽게 하는 일종의 신경증이죠. 부모와 자식, 남과 여, 심지어 성도와 하나님도 그들이 꿈꾸는 이상적인 사랑에는 결코 도달하지 못함으로 괴로우니까요.

이제, 아동과 첫 회기를 가질 때 제가 어떻게 하는지 보여드릴게요. 4세 된 어린 여아인 아가트 예를 들어볼게요. 저는 대기실로 가서 부모님에게 인사한 뒤 아이에게 말을 건네요. "아가트, 안녕! 들어오렴." 부모는 항상 아이를 동반하려고 일어서지요. 하지만 저는 바로 말해요. "잠깐만요! 우선은 아가트만 보겠습니다. 부모님은 이따 들어오시게 할게요." 진료실에 들어서는 순간, 아이는 잠시 망설이다 이내 저를 따라 들어오지요. 상담실에 들어오게 되면, 저는 출입문을 살짝 열어둔 채로 아가트에게 우리가 함께 작업할 작은 탁자와 아가트가 앉을 등받이 없는 의자, 부모님을 위해 준비해둔 두 개의 의자를 가리켜 보여줘요. 탁자에 같이 앉기 전에, 저는 아직 망설이고 있는 아가트에게 문을 닫고 오라고 요청하죠. 아이가 출입문을 닫고 온다면 저와 단둘이 있는 것이 무섭지 않다는 뜻이에요. 아가트는 자신이 불안에 떠는 아이가 아니라는 것을 곧장 행동으로 보여줬죠. 저를 따라오지 않고 엄마 치맛자락 뒤로 다시 가서 숨는다면, 불안해하는 과보호 받은 아이임을 염두에 두고서 부모랑 함께 진료실에 들어오게 하지요. 자, 이제 문을 닫고 온 아가트를 한번 만나볼까요? 호기심에 찬 그녀는 펠트조각, 종이, 장난감들이 놓여 있는 그 작은 탁자로 향했어요. 저는 아이를 앉게 하고서, 그녀에 대해 전혀 모르는 채로, 어떤 사연도 들은 바 없이 이렇게 물어보죠. "내 이름이 뭔지 알아요?" 아가트가 모른다고 머리로 신호합니다. 그래서 제가 저를 소개해요. "나는 나지오 박사야." 그러고는 아이가 보게끔 아이 눈 밑의 종이에 제 이름을 씁니다. 아이가 아직 읽기를 배우지 않았다는 걸 알면서도 말이죠. '박사'라고 쓴 건 내가 의사이기 때문이라고 아가트에게 설명해 줍니다. 아가트한테도 자기 이름을 내게 써주거나, 그려달라고 부탁하죠.

그리고 아이에게 이렇게 말해요. "내가 뭐 하는 사람인지 알아?" "몰라." 아이는 겁먹은 듯이 대답해요. "나는 너 같은 아이들을 만나. 더 큰 언니오빠들을 만나지. 어떨 때는 아기들을 만나고 큰 어른들도 만난단다. 근데 이 사람들은 다 자기 괴로움을 내게 말하려고 오는 거야. 너 괴로움이 뭔지 아니?"

종종 아이들의 대답은 놀라워요. 3세 남아가 어느 날 무심코 제게 이렇게 대답했던 기억이 나요. "난 감기가 좋아...!" 재미있어하며 저는, 난 감기 의사가 아니라 괴로움 의사라고, 웃으면서 그에게 설명해 주죠. 괴로움이란, 네가 울 때나 네 기분이 안 좋을 때나 두려울 때라고 아가트에게 설명해주고 나서 제가 물었어요? "그런데 아가트, 너의 괴로움은 뭐야? 왜 나를 보러 왔어?" "내가 말을 안 들어서." "그래? 내게 설명 좀 해줄래? 왜 말을 안 듣는다는 거야?" "엄마가 하라는 대로 내가 안 하니까." "어린이집에서는 어떤데?" "선생님도 나한테 화나가지고 엄마한테 말했어." 어린 내담자와의 대화는 대개 이렇게 시작돼요. 자기는 말을 안 듣는다고 아가트가 제게 말했을 때 저는 금방 부모님이 상담에 데려온 이유를 알았어요. 이 나이 때 흔히 나타나는 불순응의 문제 때문이었죠. 아이는 먹는 것도 잠자는 것도 싫어하고, 옷을 입을 때 짜증을 내고, 어린이집 선생님 지시도 안 따르려 했어요. 아이가 병든 것이 아닌 이런 상황에서는, 부모님께 해드릴 말이, 얼마나 힘들고 무력감을 느끼실지 공감해 드리는 것밖엔 거의 없지요. 4세 된 자녀의 불순종은, 부모 입장에선 힘들지만, 아이에겐 존재감을 느끼고 새로운 자아를 획득하는 수단이라고 말해드리는 정도죠. 거절할 때마다 아이는 좀더 자기자신이 됩니다. 아이들은 맞서면서 자라지요. 이것 외에도, 어른의 지시를 따르게 하려면 꾀를 내어 아이 고집을 우회시킬 줄 알아야 하고, 완력을 써서는 안 된다고 말씀드려요. 무엇보다 부모가 깨달아야 할 건, 아이들은 성인을 대하듯 부모가 자신을 대해 주기를 바란다는 거예요.

이제 8세인 케빈 이야기로 넘어가 볼까요? 여기서는 어떻게 제가 고통의 본질을 첫 회기부터 찾아내고 치료의 방향을 잡는지 보여 드릴 거예요. 케빈은 잠들지를 못했어요. 첫 만남에서 저는 케빈에게, 침대에 누우면 슬픈 일들을 생각나 잠이 안 오느냐고 물었어요. 그는 아니라고 했죠. 그런데 놀랍게도 그가 울음을 터뜨린 건 바로 그 순간이었어요. 티슈 한 장을 건네고 잠시 침묵한 후에 제가 물었어요. "왜 우는 거니?" "여기가 아파서요."(묘하게도 그는 볼의 움푹한 곳을 제게 가리켰어요.) "무슨 일이 있었던 거야?" "마르크와 카림이 어제 화장실에서 날 때렸어요."

차차 저는 케빈이 '큰 애들'에게 괴롭힘을 당하고 있기에, 아침이면 학교에 갈 생각만 해도 공포로 얼어붙는 소아우울증 환자인 걸 알게 됐지요. 소아과의사가 케빈을 저에게 보낸 이유였던 그 불면증은 사실, 자기를 때리는 그 못된 애들을 학교에서 또 보게 될까 봐 무서워서 생긴 거였어요. 수일 전부터 계속된 그 학교 공포가 그를 우울증에 빠뜨린 거였어요. 가슴 아픈 이 대화를 마친 후 저는 부모님을 들어오시게 하기 전에 케빈에게 아주 조심스럽게 제 의견을 말했어요. 저는 부모를 만나 상담의 동기를 듣기 전에, 아이에게 먼저 제 의견을 전달하길 원해요. 첫 회기의 초반은 케빈에게 이렇게 말하는 것으로 일단 마무리 지었어요. "케빈, 너의 괴로움은 잠을 못자는 것이 아니야. 문제는, 널 좋아하지 않는 애들한테 맞을까 봐 두려운 거지. 이게 널 슬프게 하는구나. 누구나 다치는 걸 두려워한단다. 그런데 너의 두려움은 너무나 세. 그래서 잠들 수가 없지, 다음 날 학교에 가기도 힘들고. 근데, 너 이거 알아? 두려움이 너무 세면, 결국은 슬퍼지고 아무것도 하기 싫어진다는 거. 이에 대해선 부모님과 곧바로 얘기해 볼 테지만, 그 일이 계속된다면 전학을 가야 할 거야. 네게 제안하고 싶은 또 한 가지는, 네가 원한다면 마음이 편해질 때까지 나를 만나라는 거야."

이어서 저는 그에게 말했어요. "자, 이제 엄마아빠를 들어오시게 해서 이렇게 물어보자. '부모님은, 왜 케빈이 잠을 못 잔다고 생각하세요?' 그리고 부모님이 뭐라고 답하시는지 함께 보자구..." 이렇게 아이와 저는 한편이 돼요. 이제 동맹군이 된 우리는 엄마와 아빠가 하실 말을 고대하게 되지요.

대기실로 가서 부모님을 들어오시게 한 다음, 저는 예고한 대로 진행합니다. 여전히 케빈이 있는 자리에서 저는 아이를 상담에 데려온 이유를 물어봅니다. 그들은 아들이 3주 전부터 잠을 못 잔다고, 그게 문제라고 합니다. 또 케빈이 항상 너무 소심한 것이 걱정이라고도 했죠. 아이 괴로움의 진짜 원인은 그들의 말 속에서 전혀 찾아볼 수 없었어요. 얻어맞는 공포, 학교가기 무서움, 자존감의 하락 등은 한 번도 언급되지 않았죠. 첫 회기 끝 무렵에 케빈이 지켜보는 가운데 저는 부모님에게 저의 소견을 전했고, 우리는 매주 수요일에 케빈이 상담하러 오는 것에 동의했지요.

케빈의 정신분석치료는 제가 생각한 것보다 길어졌지만 긍정적으로 종결됐어요. 이 아이와의 대화는 항상 쉽지만은 않았기에 천천히 가야만 했어요. 다루기 가장 힘들었던 케빈의 성격 특성은 그의 병적인 소심함이었는데, 이 소심함은 그의 유아기에서 시발한 것으로, 매우 과묵한 남자인 케빈의 아버지의 소심함과 맞닿아있는 게 역력했지요. 전학을 가고, 새로운 친구들을 사귀면서 케빈은 결국 아이다운 활력과 천진난만함을 되찾게 됐어요.

마지막으로, 제가 진료실에서 맞는 여아나 남아들과는 전혀 다른 아동에 대해 여러분에게 말하고 싶어요. 그 다른 아이란 바로 여러분이죠. 그 아이는 여러분 안에 있고 여러분과 함께 죽을 거예요. 우리 모두는, 세월이 흐르고 몸은 시들어도, 내면 가장 깊은 곳에 한 보물을 감추고 있다고 저는 확신해요. 그 보물은 바로 살아내려는, 최대한으로 존재하려는 우리의 욕망이지요. 그런데 이 보물, 삶에 대한 애정은 웃는 아이의 얼굴을 하고 있어요. 한때 나였고, 내 안에 살면서 끊임없이 나를 미래로 나아가게 하는, 그 아이의 얼굴로 말입니다. 조르주 베르나노스는 우리 어른들의 가슴 속에 사는 이 아이를 경이롭게 노래했어요. 9장은 길이 남을 이 작가의 글귀로 마칠까 해요. 그는 이렇게 썼어요. "분명코 내 삶은 이미 죽은 자들로 가득해. 그러나 이 죽은 자들 중에서도 가장 많이 죽은 이는 한때 나였던 바로 그 어린아이지. 어쨌거나 이제 시간이 됐으니, 내 삶의 선두에 서서, 내 불쌍한 세월들을 모조리 그러모아, 오합지졸의 군대를 이끌고 하늘 아버지 집에 맨 처음 입성할 자는 바로 이 아이리라."

이제 시인의 말은 내려놓고, 저 혼자 되뇌어 봅니다. 생을 마감하는 그 순간 우리는 다시 어린아이가 될 거라고, 눈을 감는 바로 그 순간 천진한 아이가 되어 떠날 거라고...

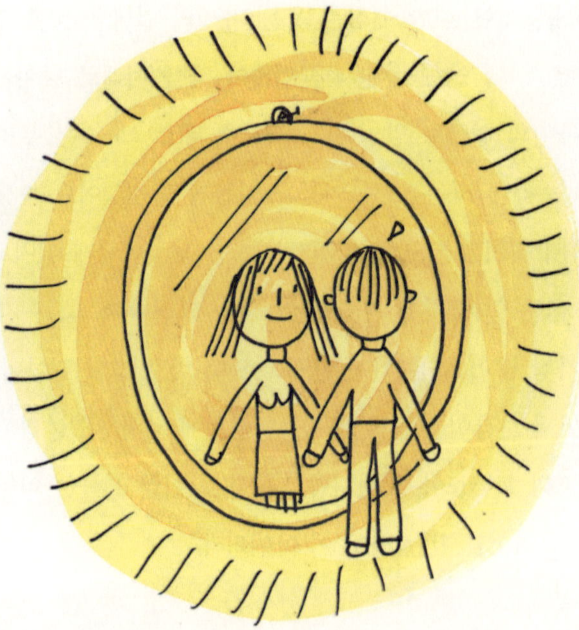

10

벨라스케스의 교황 그림을 향한 베이컨의 미친 강박증

최근에 그림 전시회에 가보신 적 있으세요? 그러실 거예요. 여러분도 저처럼 대가들의 그림을 감상하는 걸 좋아하실 게 분명해요. 그렇지 않아도 간밤에 저는, 미술사에 남는 두 폭의 명화 전시회에 여러분과 함께 가는 꿈을 꿨어요. 여러분, 저랑 연기를 좀 하시겠어요? 여러분은 관람객 역할을, 저는 두 작품에 대해 얘기하면서 두 화가의 영혼 속으로 여러분을 안내하는 정신분석가-가이드 역할을 해보는 거죠. 상상의 그 미술관을 향하여 우리는 정원들을 가로질러가서 예약된 방에 들어가, 나란히 벽에 걸린 두 폭의 그림 앞에 섭니다. 왼편에는 18세기의 거장인 디에고 벨라스케스의 〈교황 인노첸시오 10세의 초상화〉가 걸려 있지요. 이 작품은 로마의 팜필리 미술관이 우리에게 빌려준 거예요. 1650년에 바티칸에서, 교황의자에 앉아 있는 교황님을 모델로 벨라스케스가 그려낸 작품이죠. 오른편에는 〈헤드 식스Head VI〉라는 제목의 또 다른 초상화가 걸려 있어요. 이 작품은 20세기의 거장 프란시스 베이컨이 그려낸 것으로, 영국의 헤이워드 갤러리가 우리에게 빌려준 거예요. 이 그림은 300년 뒤인 1949년에 그려졌는데, 베이컨은 어떤 화집을 훑어보다가 벨라스케스의 〈교황 초상화〉 사본을 발견하고 경탄했지요. 더 오래된 왼쪽 작품은 모델을 보고 그린 구상화인 반면, 보다 현대적인 오른쪽 작품은 〈교황 초상화〉의 컬러 사본을 보고서 그린 상상화죠. 두 작품과 이에 결부된 열정들에 관해서는 나중에 얘기하기로 하고, 우선은 이 책의 맨 끝으로 가서 두 그림을 한번 보세요. 마치 처음 보는 것처럼 말이죠. 시간을 갖고, 각 작품에 몰입하여 그것들의 미학에 젖어보시길!

이제는 제가 관람객 여러분을 향해 말해요. "모두 의자에 잠시 앉으세요. 놀라운 이 두 작품을 함께 감상해 보시죠! 어떻게 화가들은 이런 완성도에 이르렀을까요? 대단해요! 엄청난 분투죠! 어디서 힘을 얻어 이런 대작을 그렸을까요? 어디서 이런 거룩한 능력이 와서 작가의 눈과 머리와 심장과 손에 불을 지피고 이처럼 강렬한 형상을 그리게 했을까요? 정신분석의 창시자인 프로이트는 이러한 질문에, 예술가의 창작을 부추기는 힘은 몸에서 나온다고 답했지요. 성적인 행동과 공격적인 행동들에 관여하는, 흥분이 가능한 모든 신체 부위 속에서 이런 힘이 나온다고 말이죠. 프로이트가 '승화' 라는 단어를 고안한 것도 바로 이런 맥락에서였어요. 성적 욕망이나 파괴적 욕망의 힘이 예술작품을 창조하는데 사용될 수도 있다는 거예요. 모든 문제의 본질이 여기에 있죠. 정신분석에서는, 창조의 힘이란 성적인 힘이나 공격적인 힘이 정제된 것이라고 보지요. 하지만 주의할 것! 승화되는 것은 성욕과 공격성의 일부일 뿐이에요. 항상 성욕이나 공격성의 일부는 승화되지 않고 매우 활발한 상태로 남아있지요. 아무리 창의적일지라도 예술가들에게 성욕과 과도한 공격적 욕망은 자주 일지요. 베이컨만 봐도 그래요. 그림을 그릴 때 그는 성적으로 흥분되곤 했어요. 그래서 밤이면 술을 푸고 밖에 나가 소년들을 꼬시거나 싸움을 걸어 온통 얻어터지기도 했죠. 저명한 예술가가 망나니처럼 행동해도 그 창조성은 훼손되지 않을 수 있다는 것을 우린 알아요.

프로이트가 생각한 승화는 바로 이런 것이었죠. 지금부터는 승화에 대한 저의 생각을 잠시 말씀드리고 싶어요. 저는 이런 창조의 힘이 어디서 오는지는 더 이상 관심 없어요. 어떻게 이런 힘이 전달되는지가 궁금할 뿐이죠. 이렇게 전달의 개념을 가지고 보면, 벨라스케스의 교황 초상화에 대한 베이컨의 미친 열정이 더욱 잘 이해돼요. 제가 말하는 승화 안에서는, 초점이 작가가 아니라 관람객에게 놓여요. 우리가 예술 작품에 매료돼 있을 때 무슨 일이 생기죠? 그 순간 행복해요. 고유한 쾌감으로 행복하죠. 잠깐일지라도 나 자신을 잊는 순간은 아름다운 순간이에요. 그 순간 우리는 몹시 고양되고, 움직이고 창조하고 싶은 욕망이 내 안에 올라오는 것을 느껴요. 작가에게 그림을 그리고, 조각을 하고, 글을 쓰도록 이끄는 그 동일한 욕망을 말입니다. 승화란 바로, 작가에게서 관객으로 전달되는, 이 창조의 욕망이에요. 이 전달의 개념을 벨라스케스와 베이컨에게 적용한다면, 벨라스케스는 교황의 초상화로 창조를 부추긴 작가고, 베이컨은 예술작품을 창조하고 싶은 충동으로 고양된 매료된 관객이라 할 수 있어요.

친애하는 관람객 여러분, 〈교황 인노첸시오 10세의 초상화〉 앞에 잠시 머물러 봅시다. 이 작품의 작가인 디에고 벨라스케스는 세비야에서 1599년에 태어나, 1660년에 61세를 일기로 마드리드에서 죽었어요. 이 17세기 전반부 시기는 루이 14세도 아직 어린 아이였고, 젊은 철학자 스피노자는 한창 데카르트를 읽고, 몰리에르에 빠져 있을 때죠. 자신의 유랑극단을 이끌고 프랑스 전역을 횡단하던 그 뛰어난 배우 몰리에르 말이에요. 당시 벨라스케스는 스페인 국왕 펠리페 4세에게 매료된 화가였어요. 오늘날 그는 시대를 통틀어 가장 위대한 색채 화가의 한 사람으로 통해요. 그의 작품들은 대부분 마드리드의 프라도 미술관에 소장돼 있어요. 이 미술관에 가면 초상화들과 유명한 작품인 〈시녀들(1656)〉과 같이 놀라운 실내 장면들을 볼 수 있죠. 벨라스케스는 다른 어떤 초상화가도 해낼 수 없었던, 그림 모델들에서 뿜겨 나오는 에너지를 포착할 줄 알았어요. 그가 그려낸 인물들은 우리 곁에서 호흡하고 맥박이 뛰고 땀까지 흘리는 것만 같죠.

벨라스케스는 어떤 상황에서 이런 매혹적인 교황의 초상화를 그렸을까? 1649년, 스페인 왕은 이 화가에게 이탈리아로 가서 마드리드 왕궁을 장식할 그림들과 골동품들을 구해오라고 명해요. 벨라스케스는 그의 단짝인 혼혈인 노예 후안 데 파레하를 데리고 여행을 떠나죠. 그는 제노바 항구에 내려 베니스에 머뭅니다. 티치아노, 베로네세, 틴토레토의 그림들을 사기 위해서였죠. 그 뒤에 이탈리아의 여러 도시들을 방문하고 마침내 로마에 가서 이곳에서 2년을 보냅니다. 인노첸시오 교황의 초대로 바티칸에 가게 된 것도 바로 이때였죠. 교황은 자신의 초상화를 그려달라고 그에게 청하는데, 실제로 그린 것은 이듬해 초였어요. 이렇게 시간을 벌게 된 벨라스케스는 이 틈을 이용해 자신의 종을 모델로 삼아 기법을 훈련하고 향상시켰어요. 후안 데 파레하의 초상화를 완성하고 보니, 너무 휘황찬란하게 잘 그려진지라 화가는 로마의 한 기념행사에서 이 작품을 전시하기로 해요. 진실함으로 가득한 이 그림 덕에 벨라스케스는 로마에 머무는 동안 이탈리아에서 가장 많이 찾는 초상화가가 되었죠.

이러한 기술적 완성기를 지나, 드디어 거장은 교황이 주문한 그림을 구현할 만반의 준비가 돼요. 이렇게 해서 그는 미술사에 길이 남는 초상화를 그리게 되죠. 그림은 바로크 양식의 유화로, 1650년 여름에 완성되지요. 벨라스케스는 티치아노에게 영감을 받아서 이 명작을 그렸는데, 티치아노는 100년 전에 교황 바울 3세의 초상화(1546)를 구현한 작가였어요. 티치아노 자신은, 그보다 28년 전에 교황 레오 10세의 초상화(1518)를 그린 라파엘로에게 영감을 받았지요. 이것만 봐도 미술사는 끊임없이 이어지는 영감의 역사예요. 라파엘로는 티치아노에게, 티치아노는 벨라스케스에게, 벨라스케스는 베이컨에게 영감을 주었죠. 예술가가 한 작품을 창조할 때 그는 자신에게 영감이 된 작품을 재창조합니다. 창조하는 일은 항상 재창조하는 일이지요. 창조하는 것은 옛것을 토대로 새것을 존재하게 만드는 일이에요. 창조한다는 것은, 이미 존재하는 것을 토대로 존재하지 않는 것을 태어나게 하는 일이죠. 제가 독자 여러분에게 말을 거는 이 순간도 우리는 창조하고 있는 거예요. 전에는 없었지만 이미 우리 안에 있던 이 대화를 솟아오르게 했으니까요. 그러므로 새것이란 참신한 형태로 옛것을 넘어서는 거예요. 나아가 자신을 넘어서는 것이죠. 새로움의 창조는 나 자신의 창조니까요. 창조할 때 우리는 자아의 지경을 넓히게 되죠. 그런데, 여러분이 이렇게 질문하시는 게 들려요. "누구나 창조할 수 있다고 했는데, 그러면 위대한 예술가의 창작은 어디쯤 있는 거죠? 범인인 우리들의 한 사람이 만든 창작물과 재능 있는 화가나 작가나 음악가가 만든 창작물은 어떻게 달라요?" 저는, 예술가 고유의 창작은 고단하고 고통스러운 그 작품의 출산에 자신의 전 존재가 투여되는 걸 느끼는 것이라고 답하겠어요. 요컨대, 모든 사람이 즉흥적으로 창조한다면, 예술가는 창조하는 자신을 느끼고, 창조하면서 괴로워하고 창조해낸 기쁨을 만끽하죠.

자, 이제는 로마에 전시돼 있는 벨라스케스의 그림으로 다시 가보죠. 로마에 가시거든, 팜필리 미술관에 들러 그 놀라운 그림 앞에 서서, 그림의 광휘에 눈 부시는 경험을 꼭 해보세요. 교황이 자신의 초상화를 보고는, 뼛속까지 빼닮은 것에 너무 놀라 이렇게 외쳤다는 일화가 있어요. "트로뽀 베로Troppo verro!" 너무 똑같아! 교황은 화가에게 이렇게 비난하는 것만 같았죠. "내 가면을 벗겨버렸군! 제일 은밀한 내 속내를 발가벗겼어!" 인노첸시오 10세는 자기 초상화의 광채에 너무 감명을 받아 화가에게 금줄을 하사했어요. 벨라스케스는 이 유물을 무덤 속까지 가지고 들어갔죠.

이제, 교황의 초상화를 자세히 좀 볼까요? 그림의 색채 표현을 잘 보십시오. 땀에 젖은 불그스름한 교황의 낯빛을 살펴보세요. 긴장하고 짜증나 있는 남자 같지 않은가요? 그의 각진 눈썹과 경멸하는 듯한 입술이 위압적인 인상을 줘요. 비스듬한 그 시선은 우리에게 그의 불신을 느끼게 하고, 다가가기 어렵게 만들어요. 그런데 이 초상화의 가장 놀라운 특징은 그림의 상부 반은 붉은 색조, 하부 반은 하얀 색조가 지배하며 아래와 윗부분이 강한 대조를 이룬다는 점이에요. 이런 대조가 감지되세요? 이젠 붉은 색조들에 다가가 보죠. 우선은 와인 빛 벨벳 배경이 눈에 들어와요. 의자 등받이도 똑같이 붉은 벨벳으로 싸여 있네요. 붉은 비단으로 된 교황의 모자도 보이시죠. 무엇보다, 빛나는 붉은 색의 짧은 망토가 교황의 어깨를 두르며 주름져 있는 게 보여요. 이 망토의 반짝거리는 주름들을 염두에 두시길 바라요. 바로 이 번들거리는 굴곡들을 토대로 제가 조금 후 여러분에게, 이 초상화를 향한 베이컨의 미친 열정이 어디서 왔는지에 대한 가설을 제시할 거니까요. 그림의 아래쪽 반으로는 허리로부터 늘어진 아이보리 색의 부푼 치마가 그림 속 인물에 모성적 풍성함을 부여하면서도 뻣뻣한 상반신과 강한 대조를 이루고 있죠.

압도하는 매력을 가진 이 초상화에 대한 우리의 시선은 대충 이래요. 그런데 여기에서 중요한 건, 우리의 시선이 아니라 베이컨의 시선이에요. 벨라스케스가 그린 이 교황을 베이컨이 무의식의 눈으로 바라보는 그 방식이 중요하죠.

당연히 베이컨도 우리들처럼 이 비교불가의 초상화가 내뿜는 광휘에 매료되었어요. 그런데 그는 매료된 것 이상이었어요. 그림에 강박적으로 매달렸죠. 단 한번 보고서 그려야겠다고 마음먹은, 이 그림에 너무 강박적이 된 나머지 그의 작업실 바닥엔 온통 〈교황 인노첸시오 10세의 초상화〉 사본들과 사진들이 널려 있었어요. 맞아요, 혼을 쏙 빼놓는 이 초상화 앞에서, 베이컨은 자신이 할 줄 아는 걸 할 수밖에 없었어요. 그림을 그리는 거였죠. 인쇄된 그 벨라스케스의 작품 사본을 눈에 넣고서, 커다란 붓들로 팔레트에 물감들을 이겨서 칠하기 시작해요. 그는 일어나서 작업대에서 떨어졌다 붙었다 하고, 또 다시 앉아 붓놀림 밑에서 태어난 새로운 형태들을 유심히 살피죠. 그렇다고 베이컨이 벨라스케스를 모작하려는 건 아니었어요. 전혀요. 홀리는 듯한 그 초상화의 힘에 자신을 맡기고, 초상화가 지시하는 대로 그냥 흘러가 보려고 한 거죠. 이렇게 해서 베이컨은 교황을 수도 없이 강박적으로 그리고 또 그렸어요. 벨라스케스의 그 물신화된 작품에 완전히 매료돼서 말이죠. 20년 동안 그는 교황을 45번 그렸어요!

가장 놀라운 건 아직 말을 안 했는데, 베이컨은 초상화 원작을 전혀 보려 하지 않았어요! 로마에 머물 때조차 미술관에 가보려 하지 않았어요. 본인 말대로 "그 완벽한 그림과 내가 그리는 못난 것들 사이에서" 직면하는 고통이 두려웠지요. 실지 베이컨은 자신이 그린 교황들을 다 실패작으로 여겼어요. 교황 그림들과 관련해서는, 프랑크 모베르라는 미술비평가가 교황 시리즈 이후 10년이 흐른 뒤인 1982년에, 벨라스케스의 초상화에 왜 그리도 집착했냐는 질문에 베이컨이 한 대답을 여러분에게 들려드릴게요. 그는 탄식했어요. "아, 그 교황들, 교황들! 지금은 그 교황들 다 우습게 보여요! 그린 게 후회됩니다." 그는 또 말했어요. "벨라스케스의 그 교황 그림이 저를 오랫동안 사로잡았죠. 하지만 전혀 이룬 게 없어요. 전혀!" 베이컨이 옳아요. 벨라스케스에 필적하는 것이 목표였다면 그는 이룬 게 없죠. 그래도 그는 예술의 경지에 올랐어요. 세계적인 미술관들이 앞다투어 그의 교황 시리즈를 선보이잖아요.

어쨌든 교황 시리즈 중 가장 대표적인 작품으로 제가 고른 건 〈헤드 식스〉예요. 이 작품을 논평하기 전에, 베이컨의 생애를 잠시 살펴

볼까요. 프란시스 베이컨은 1909년에 아일랜드 더블린에서 태어났어요. 부모는 영국이었고, 그는 항상 자신을 영국인이라고 느꼈어요. 그는 82세에 마드리드에서 사망했지요. 그는 사람의 얼굴과 몸에 대한 거칠고 왜곡된 표현과, 특히 빨강 주황 노랑 보라 위주의 신랄한 색채 사용으로 유명하죠. 베이컨은 살점에 열광했고, 우리가 빠져나올 수 없는 갑갑하고 닫힌 세계를 그려냈어요.

화가의 삶에 있었던 중요한 사건을 하나 언급해야겠어요. 16세였을 때 그는 엄마 속옷을 입고 여자로 변장하여 거울을 보다가 아버지에게 들킨 적이 있죠. 아버지와 아들은 심하게 싸웠어요. 그 격렬한 장면에서 프란시스는 자신의 동성애를 당당히 밝혔어요. 그러자 아버지는 아들을 내쫓았고, 이 미성년자는 가족과 떨어진 채 런던에서 삶을 시작했지요. 그는 외로움을 달래기 위해 그림 수업에 다니고, 아버지 또래의 남성들에게 몸을 팔아 연명했어요. 얼마 후에는 파리로 가서 여러 그림 전시회들을 다니는데, 피카소의 위대한 전시회도 포함돼 있었죠. 피카소 관람을 계기로 그는 인생을 그림에 바치기로 결심해요. 런던으로 돌아온 그에게 당시 애인이었던 한 부유한 후견인이 시골에 작업실을 마련해 줘요. 여기서 베이컨은 많은 그림들을 그렸어요. 하지만 35세에 자신의 성과에 실망하고 작품들을 모조리 파괴해버려요. 자신도 예상치 않게 그를 유명하게 만들어준 〈십자가 책형 삼면화〉만 빼놓고 말이죠.

이제 함께 〈헤드 6〉를 감상해 볼까요. 그림 속에는 유리로 된 상자 안에 갇혀 소리를 지르고 있는 듯한 교황 같은 인물이 보입니다. 벨라스케스의 교황과 똑같은 자세로 앉아 있죠. 같은 망토와 같은 치마를 입고요. 언뜻 보면 쩍 벌린 그 입은 아픔으로 울부짖는 듯해 보입니다. 베이컨이 어려서부터 심한 천식을 앓아온 점을 감안하여 저는 이 작품을 다르게 해석해 봤어요. 여러분이 이해하기 쉽게, 먼저 교황의 입 속을 채운 그 검정색을 들여다보시고, 그 비명이 목구멍에서 나오는 게 아니라 오히려 목구멍으로 공기가 들어간다고 생각해 보세요. 천식으로 질식한 자신의 입을 그렸다는 걸 모르고서 베이컨이 공기를 빨아들이는 그 입을 그렸다고 전 생각해요. 교황의 그 입은 소리치는 입이 아니라 숨이 막혀 죽겠는 입이 아닐지... 상상의 나래를 더 펼치면, 유리상자 안에 압축된 그 약간의 공기가 갑자기 목구멍으로 들이쳐 머리로 올라가서 두개골을 터뜨려버린 느낌이랄까. 대단한 폭발이죠! 〈헤드 6〉의 천식에 걸린 교황 입과 〈인노첸시오 10세〉의 입을 비교하면, 베이컨이 경직되고 위협적인 벨라스케스의 교황을, 질겁한 채 머리가 터져버린 섬뜩한 교황으로 바꾸어놓았음을 알 수 있어요.

벨라스케스의 그 〈교황〉 그림에 사로잡혀 베이컨이 그린 〈헤드 6〉에 대해 얘기해 봤어요. 그런데 여기서 좀더 나아갈 필요가 있어요. 제가 정신분석가로서 던졌던 질문은 이런 거였어요. 벨라스케스의 그림 안에 있는 무엇이 그토록 베이컨이 강박적으로 교황 시리즈를 그리도록 만든 걸까. 마지막 10장은 이 질문에 답하면서 마칠까 해요. 우선은 벨라스케스의 그 교황 초상화의 완성도가 베이컨을 매료시켰을 거예요. 하지만, 화가의 무의식에 대한 공감을 토대로 저는 또 다른 설명이 가능하다고 봐요.

베이컨은 막 잘라놓은 신선한 고깃덩어리들을 좋아했다고 해요. 싱싱한 육류의 연어 빛깔 장미색을 특히 좋아했다죠. 그는 말해요. "항상 저는 도살장과 육류들의 광경에 감응되었어요. 저에게 고기 색은 굉장한 아름다움이죠." 그림에 살코기를 도입한 화가가 프란시스 베이컨만 있는 건 아니에요. 카임 수틴, 렘브란트, 샤르댕도 싱싱한 살과 피를 그리는 걸 좋아했죠. 하지만 베이컨은 이 들 화가와는 다른 방식으로 육류에 접근했어요. 살점을 그릴 때, 베이컨은 자기 자신을 그렸어요. 고깃덩이를 그리는 일은, 그에게 있어, 자화상을 그리는 작업이었어요. 그는 말하곤 했죠. "우린 고깃덩어리에요. 잠재적으론 고깃덩이죠." 그는 덧붙였어요. "정육점에 들어갈 때면, 저는 더 이상 없고, 짐승 대신 제가 도살되어

쇠고리에 매달린 것을 보고 놀라죠." 아닌 게 아니라, 베이컨은 거기서 자신을 볼 만큼, 생고기로 잘린 자신의 그림 인물들을 볼 만큼 살을 숭배했어요. 그는 자신을 싱싱하게 잘려 있는 생고기로 느끼듯, 그렇게 타자들을 지각했지요.

베이컨과의 공감에 들어간 저는, 〈교황 인토첸시오 10세의 초상화〉를 마주한 화가가 그 교황 인물 안에서 살점들을 환각하는 장면을 떠올렸어요. 방금 저는 공감에 들어갔다고 표현했는데, 이건 무슨 의미일까요? 저는 내담자들에게도 동일한 방식을 써요. 내담자의 삶을 탐색한 후, 고통스러웠던 순간에 그가 느꼈을 감정을 상상해 보죠. 그러고는 나 자신도 그 감정을 느껴보려고 하죠. 이런 식으로 그가 경험한 것을 저도 경험해요. 베이컨과도 이런 방식으로 공감에 들어갔던 거죠. 베이컨이 솔직하게 임한 여러 인터뷰들을 통해 저는 그의 삶을 깊고 자세히 알게 되었고, 그의 모든 작품에도 친숙해졌어요. 그 삶과 작품을 알고서, 저는 이 화가의 내면으로 침잠해 들어가, 그의 눈이 보는 것을 보고 그의 동성애적 신체가 느끼는 것마저 느껴보려고 했죠. 마치 제가 교황 초상화 앞에 선 베이컨인 것처럼, 그림을 볼 때마다 베이컨이 전율하였을 법한 대로, 그렇게 저도 그 그림에 몰입하고 공명했어요. 그때 저에겐 무엇이 보였을까요? 저, 프란시스 베이컨은 교황의 번들거리는 빨간색 비단 망토와 그 주름에 완전히 넋이

나갔지요. 그 망토는 빨간색이라기보다는, 생고기의 연어 빛 장미색에 가까웠어요. 이상하게도, 환각하는 그의 눈에는 교황이 어깨에 망토가 아니라, 고깃덩이를 두른 것 같았어요. 도살자가 살코기를 어깨에 들쳐 멘 것처럼 말이죠.

화가의 내면에 들어가 본 정신분석가의 상상은 이런 거였어요. 지나친 그 광경이 떠올랐을 때 저는 터무니없다고 생각했어요. 하지만 제 직감을 믿고 계속 밀고나갔죠. 베이컨이 벨라스케스의 그림을 볼 때 자신도 모르게 지각했던 것을 저도 지각하고 싶었으니까요. 동성애 내담자들을 통하여 그들이 향유하는 것이 무엇인지 알게 된 것의 영향도 있었겠지만, 저는 화가이며 동성애자인 베이컨, 바로 그에게 동일시했어요. 이렇게 해서 저는 망토 비단천의 반짝임을 번들거리는 점막의 끈적거림과 연결시킬 수 있었죠. 베이컨의 시선을 내 것으로 삼고 그의 흥분을 저도 경험하자, 제게는 더 이상 망토도 고깃덩이도 보이지 않고, 미끌미끌하게 발기된 귀두가 보였어요. 교황 그림에는 귀두의 형태가 분명히 나타나 있지 않는데 말이죠. 귀두는 안 보이지만 흥분시키는 그 망토의 반짝임이 이를 암시하죠. 그림은 너무도 관능적이고 선정적이에요! 제 생각은 이래요. 〈교황의 초상화〉 앞에서 베이컨은, 욕망으로 부푼 성기의 축축한 살의 이미지에 도취되고 흥분돼 있었다. 그건 자신의 발기된 페니스일 수도 있고, 애인들 중 한 명이나...

아버지의 페니스일 수도 있어요. 맞아요. 그가 예술평론가인 데이비드 실베스터에게 아버지에게 성적으로 끌렸다고 토로한 걸 보면, 그건 아버지의 성기일 겁니다. 그는 말했어요. "맞아요. 전 아버지를 좋아하지 않았어요. 그를 좋아하지 않았죠. 하지만 어렸을 때 저는 그에게 성적으로 끌렸어요. 끌린다는 것을 처음 느꼈을 때는 그게 성적이란 걸 몰랐어요. 나중에 허접한 장년의 남자들과 정사를 가진 후에야 비로소 아버지를 향한 저의 끌림이 얼마나 성적이었는지 알게 됐죠."(《인터뷰》, 플라마리옹사, 2013)

다시 제자리로 돌아가 보죠. 물론 저는 연어 빛 장미색 망토의 그 번들거림을 부푼 페니스 귀두의 미끌미끌함에 연결했지만, 해석을 더 확장하면 이렇게 볼 수도 있어요. 교황이 두른 그 망토의 반짝이는 주름이나 불그스름한 교황의 그 젖은 얼굴조차도 베이컨의 무의식적인 눈에는, 온갖 축축한 점막들을 떠올리게 했을 수 있다. 그 점막이 구강에 있건 항문에 있건 질에 있건 상관없이 말이죠. 베이컨이 생살을 떠올리고 곧장 그림에 착수하는 데는 반짝이는 주홍색 이미지만으로 충분했다고 전 확신해요. 그가 화폭에 그토록 담고 싶었던 건 바로 이 신선한 살, 이 미끌미끌한 점막이죠. 그는 인터뷰에서 이렇게 털어놓은 바 있어요. "저는 반짝거리는 것과 입술 색이 좋아요. 모네가 일몰을 그려낸 것처럼 저도 입을 그려낼 수 있길 항상 바라죠."

이제 매듭을 지을 때가 되었군요. 저는 베이컨이 벨라스케스의 〈교황 초상화〉에 영감을 받았을 뿐만 아니라 마약처럼 그 그림에 의존했다는 걸 보여드렸어요. 마약은 그를 황홀하게 한 〈초상화〉의 완성도만이 아니었어요. 베이컨에게 마약은 무엇보다 그를 흥분시키고 그리고 싶게 만들고, 끊임없이 그리고 또 그리고 싶게 하는 그 그림의 선정성이었죠.

마지막으로 독자 여러분에게 감사의 말씀을 드립니다. 여러분을 위해 이 10장을 쓰면서, 제가 베이컨이라는 사람의 속내를 알게 되고 또 좋아하게 됐으니까요. 맞아요. 그를 좋아하게 됐지요. 어떤 사람을 그 속내까지 알게 되면, 그가 천사이건 악마이건 간에, 우린 그를 좋아할 수밖에 없어요. 한때 그였던, 결백한 한 아이를 그 안에서 발견하게 되니까요.

감사의 말

무엇보다, 이 책의 살아있는 원천인 내담자분들에게 감사드립니다. 아울러 열심히 들어주심으로 제 목소리 안에 머물렀고, 이제는 독자가 되어주신 라디오 청취자 여러분께 감사드립니다.

이 책은 제가 뜻하지 않은 전화 한 통을 받은 그날 탄생했지요. "나지오 박사님이세요? 저는 박사님을 뵙고자 하는 프랑스 엥테르 신임 사장님의 비서인데요." 이렇게 해서 이 아름다운 모험이 시작됐지요. 아델르 반 리트Adele Van Reeth 사장님을 뵙고 무척 기뻤는데, 저에게 매주 일요일 오후 3시에 청취자들에게, 제가 만난 내담자들의 아픔과 사랑의 이야기를 들려달라고 요청하셨어요. 무의식이 어떻게 우리들의 삶을 결정하는지를 보여주는 사연들을요. 저에게 보여주신 큰 신뢰에 깊이 감명을 받고 저도 사장님께 감사를 표했어요. 이리하여, 내담자들이 고통과 기쁨에 관해, 두려움과 슬픔 그리고 죄책감과 증오에 대해 저에게 가르쳐준 것을, 상담에 대해 잘 모르는 분들께 전달하는 이 모험을 기껴이 하게 되었죠. 청취자분들하고 시작한 이 내밀한 대화를 이제는 독자 여러분과 이어가게 되었군요.

프랑스 엥테르의 아델르 반 리트 사단 중에서도, 특히 라디오 프랑스의 편집국장인 안느-쥘리 베몽Anne-Julie Bemont에게 감사합니다. 그녀는 고통을 겪고 있는 사람들에 대한 이 열 가지 이야기, 여러분의 이야기이자 저의 이야기인 이 텐 스토리의 힘을 항상 믿어줬어요. 오드레 리풀, 얀 슈케, 에릭 레네, 앙투안느 블렝에게도 감사드립니다.

이 책을 펴낸 갈리마르 출판사 쪽에는, 제 원고를 보자마자 좋아해 주고 저를 필진의 한 사람으로 따뜻이 맞아주신 카리나 오신느에게 특별히 감사합니다. 이 책을 정성껏 편집해 준 샤를로트 본 에센에게도 고마움을 전합니다.

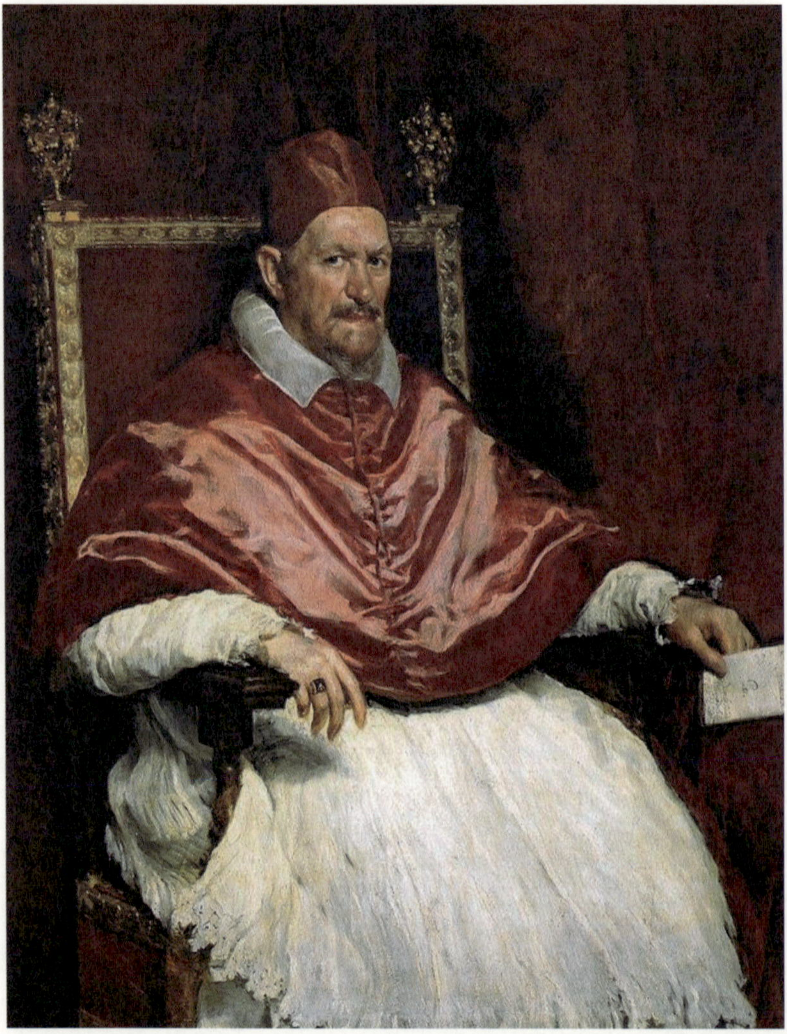

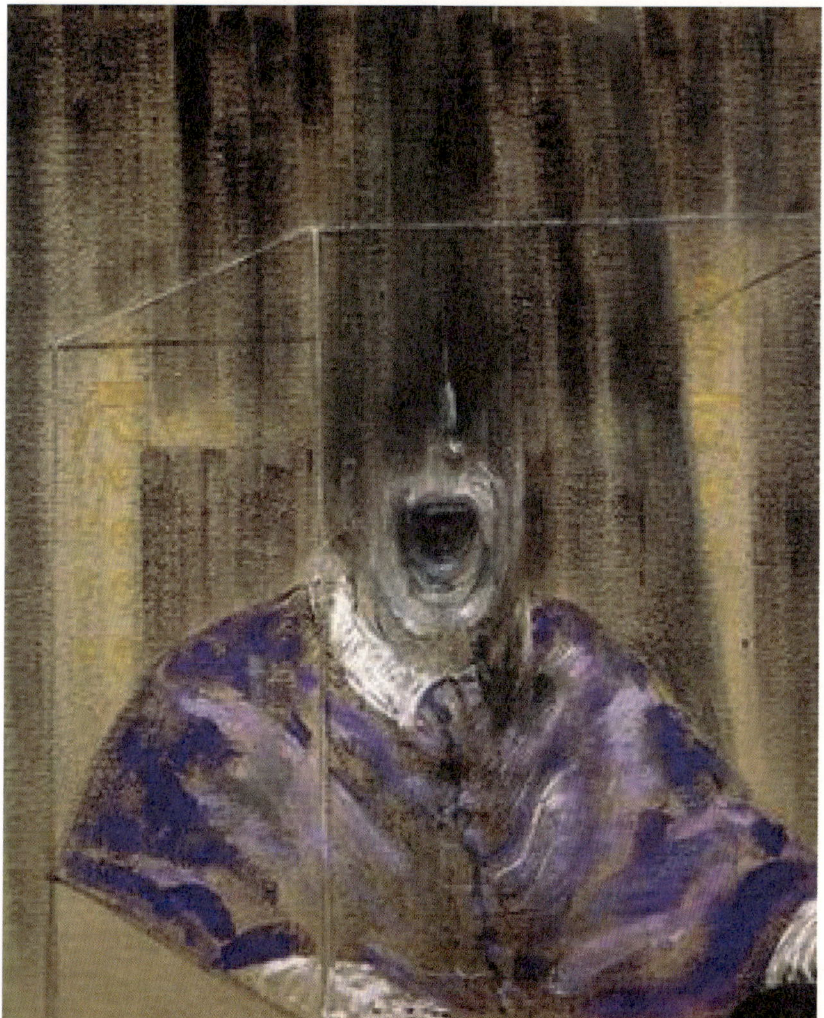

이 책을 읽고
보내주시는 후기는
감사와 기쁨으로 간직하겠습니다.

장-다비드 나지오
nasio@orange.fr